全国高职高专护理类专业规划教材（第三轮）

护理礼仪与人际沟通

第 3 版

（供护理类专业用）

主　编　何凤云　崔亚敏

副主编　何红芳　王新新　曹娅燕　杨　倩

编　者　（以姓氏笔画为序）

王秋环（青岛市市立医院）

王新新（吉林大学第一医院）

刘凤梅（长春市第一社会福利院）

刘静馨（长沙卫生职业学院）

何凤云（长春医学高等专科学校）

何红芳（池州职业技术学院）

杨　倩（曲靖医学高等专科学校）

林　琳（四川中医药高等专科学校）

周雯婷（重庆三峡医药高等专科学校）

孟　晴（长春医学高等专科学校）

曹娅燕（天津医学高等专科学校）

崔亚敏（山东中医药高等专科学校）

彭　颖（广东江门中医药职业学院）

温晓会（大庆医学高等专科学校）

编写秘书　孟　晴

中国健康传媒集团

中国医药科技出版社

内 容 提 要

本教材为"全国高职高专护理类专业规划教材（第三轮）"之一，根据本套教材的编写指导思想和原则要求，结合专业培养目标和本课程的教学目标、内容与任务要求编写而成，具有专业针对性强、紧密结合岗位知识和职业能力要求、理论与临床密切联系、对接护士职业资格考试要求等特点。全书分为十三章，内容主要包括护理礼仪和护理人际沟通两大部分。书中在每章节前设有"学习目标"和"情境导入"；章节中穿插"知识链接"；章节末设有"目标检测"（对应本章的练习题），以帮助学生切实做到学以致用，更好地将理论知识与临床实践结合起来。本教材有全面的教学配套资源、题库系统、数字化教学服务（微课、教学课件、课程知识点体系），便教易学。

本教材主要供全国高职高专院校护理类专业师生使用，也可作为临床护理工作人员的参考培训用书。

图书在版编目（CIP）数据

护理礼仪与人际沟通 / 何凤云，崔亚敏主编.
3 版. -- 北京：中国医药科技出版社，2025. 1.
（全国高职高专护理类专业规划教材）. -- ISBN 978-7
-5214-5086-6

Ⅰ. R47

中国国家版本馆 CIP 数据核字第 2025RN0939 号

美术编辑　陈君杞
版式设计　友全图文

出版　**中国健康传媒集团** | 中国医药科技出版社
地址　北京市海淀区文慧园北路甲 22 号
邮编　100082
电话　发行：010 - 62227427　邮购：010 - 62236938
网址　www. cmstp. com
规格　889mm×1194mm $^1/_{16}$
印张　10 $^1/_2$
字数　298 千字
初版　2015 年 8 月第 1 版
版次　2025 年 1 月第 3 版
印次　2025 年 1 月第 1 次印刷
印刷　河北环京美印刷有限公司
经销　全国各地新华书店
书号　ISBN 978 - 7 - 5214 - 5086 - 6
定价　**39. 00 元**

获取新书信息、投稿、为图书纠错，请扫码联系我们。

数字化教材编委会

出版说明

全国高职高专护理类专业规划教材，第一轮于 2015 年出版，第二轮于 2019年出版，自出版以来受到各院校师生的欢迎和好评。为深入学习贯彻党的二十大精神，落实《国务院关于印发国家职业教育改革实施方案的通知》《关于深化现代职业教育体系建设改革的意见》《关于推动现代职业教育高质量发展的意见》等有关文件精神，适应学科发展和高等职业教育教学改革等新要求，对标国家健康战略、对接医药市场需求、服务健康产业转型升级，进一步提升教材质量、优化教材品种，支撑高质量现代职业教育体系发展的需要，使教材更好地服务于院校教学，中国健康传媒集团中国医药科技出版社在教育部、国家药品监督管理局的领导下，组织和规划了"全国高职高专护理类专业规划教材（第三轮）"的修订和编写工作。本轮教材共包含 24 门，其中 21 门为修订教材，3 门为新增教材。本套教材定位清晰、特色鲜明，主要体现在以下方面。

1. 强化课程思政，辅助三全育人

贯彻党的教育方针，坚决把立德树人贯穿、落实到教材建设全过程的各方面、各环节。教材编写将价值塑造、知识传授和能力培养三者融为一体。深度挖掘提炼专业知识体系中所蕴含的思想价值和精神内涵，科学合理拓展课程的广度、深度和温度，多角度增加课程的知识性、人文性，提升引领性、时代性和开放性，辅助实现"三全育人"（全员育人、全程育人、全方位育人），培养新时代技能型创新人才。

2. 推进产教融合，体现职教精神

围绕"教随产出、产教同行"，引入行业人员参与到教材编写的各环节，为教材内容适应行业发展献言献策。教材内容体现行业最新、成熟的技术和标准，充分体现新技术、新工艺、新规范。

3. 创新教材模式，岗课赛证融通

教材紧密结合当前实际要求，教材内容与技术发展衔接、与生产过程对接、人才培养与现代产业需求融合。教材内容对标岗位职业能力，以学生为中心、成果为导向，持续改进，确立"真懂（知识目标）、真用（能力目标）、真爱（素质目标）"的教学目标，从知识、能力、素养三个方面培养学生的理想信念，提升学生的创新思维和意识；梳理技能竞赛、职业技能等级考证中的理论知识、实操技能、职业素养等内容，将其对应的知识点、技能点、竞赛点与教学内容深度衔接；调整和重构教材内容，推进与技能竞赛考核、职业技能等级证书考核的有机结合。

4. 建新型态教材，适应转型需求

适应职业教育数字化转型趋势和变革要求，依托"医药大学堂"在线学习平台，搭建与教材配套的数字化课程教学资源（数字教材、教学课件、视频及练习题等），丰富多样化、立体化教学资源，并提升教学手段，促进师生互动，满足教学管理需要，为提高教育教学水平和质量提供支撑。

前言 PREFACE

　　护理礼仪与人际沟通是护理类专业的专业基础课，学习本课程主要为今后从事医疗护理的学生奠定理论知识和临床职业素养，培养具有健全人格、拥有较高职业道德修养和职业素质的技能型护理人才，满足社会的需要。

　　本教材包括护理礼仪和护理人际沟通两部分，共十三章，以人本主义教育理念为主，满足护理岗位适应生物－心理－社会医学模式的需求，从整体上进行内容整合。在编写中做到：①遵循"三基、五性"的教材编写原则，体现教材的思想性、科学性、启发性和适用性。②注重以"工学结合"的人才培养模式为基础的教材编写思路，以就业为导向、坚持必需够用的原则。③注重以护理礼仪常规行为为基础，以关键技术为重点，以先进技术为导向，体现与临床护理发展相同步的原则。④教材突出理论与实践的紧密结合，在每个章节设有"情境导入"，要求学生分组进行模拟体验，以激发学生的学习兴趣，促进学生的思维拓展，加深对临床护理职业素养的理解和应用；章节中穿插有"知识链接"；章节末设有"目标检测"（对应本章的练习题），以帮助学生切实做到学以致用，更好地将理论知识与临床实践结合起来。本教材有全面的教学配套资源、题库系统、数字化教学服务（微课、教学课件、课程知识点体系），具有实用性和适用性，便教易学。本教材主要适用于全国高职高专院校护理类专业师生使用，也可作为临床护理工作人员的学习用书以及各类成人教育教材使用。

　　本教材的编写分工如下：崔亚敏负责第一章，曹娅燕负责第二章，何凤云和孟晴负责第三章，杨倩负责第四章，王秋环负责第五章，彭颖负责第六章，王新新负责第七章，林琳负责第八章，刘静馨负责第九章，何红芳负责第十章，周雯婷负责第十一章，温晓会负责第十二章，刘凤梅负责第十三章；并由孟晴担任编写秘书。最后由何凤云、崔亚敏进行统稿、修改、定稿。

　　本教材的编写得到了各编者院校领导的大力支持，各位编者付出了艰辛的劳动；另外，本教材也参考了一些相关教材和著作，在此一并表示衷心的感谢。

　　本教材在编写过程中，尽管各位编者付出了大量的努力，但受学识水平所限，书中难免存在不足之处，恳请各位同行专家、教师和同学予以批评和指正。

编　者
2024 年 8 月

CONTENTS 目录

下篇　护理人际沟通

第一章　护理礼仪绪论

PPT

学习目标

知识目标：通过本章学习，掌握礼仪的基本概念、特点与作用，熟悉礼仪的基本原则，了解中国礼仪的起源与发展。

能力目标：能运用护理礼仪的基本规范和原则，处理人际交往中的问题，提高个人素质和职业形象。

素质目标：培养良好的人际沟通能力，树立正确的职业价值观，提高个人综合素质和职业素养。

情境导入

情境：在一家大型综合性医院的护理部门，护士长带领她的团队进行晨会。晨会评估了前一天的工作情况，讨论新情况和新问题，并分配了新的任务。在会议中，护士长特别强调了护理礼仪和职业形象的重要性，要求每位护士都以专业的态度和行为来展示护理职业的形象。

学习本章内容，请同学们完成以下任务：

1. 护理礼仪在护理工作中扮演什么角色？
2. 护理礼仪的基本原则是什么？
3. 如何培养良好的护士职业形象？

随着社会的进步和医疗技术的不断发展，人们对医疗服务的需求和期待正经历着前所未有的提升。在这样的背景下，护理人员的护理礼仪所扮演的角色愈发重要。护理礼仪不仅代表着医疗专业的一种行为规范，更是文化传承和现代医疗理念相结合的产物。

第一节　礼仪概述

现代社会，礼仪已成为一个人和一个社会文明程度的标志。优雅得体的行为举止，真挚的情感和规范的礼仪已成为构建人与人之间沟通的桥梁。我国自古就以"礼仪之邦"称之于世，礼尚往来、知恩图报、以礼相待等文明礼数传承千年。两千多年前的孔子曾经为推行"礼治"奔波一生，可见我们的祖先自古就十分重视社会的文明与道德，尤其注重其表现形式——礼仪。

一、中国礼仪的起源与发展

（一）中国礼仪的起源

礼仪究竟起源于何时？对此，人们一直在进行种种论述和探讨。礼仪的起源可以追溯到人类社会的原始阶段，其根源在于人类的自然本能和社会需求。在原始社会，人们为了满足生存和繁衍的需要，开始形成了一些简单的礼仪行为，如向神灵祈祷、尊敬长者、庆祝丰收、举行婚礼、丧葬等。这些行为标志着人类社会开始进入文明的阶段。在中国，礼仪的起源可以追溯到商朝时期，当时的礼仪主要表现在祭祀活动中，目的是祭祀祖先和神灵，以求得神灵的庇护和保佑。

现代人类学、考古学的研究成果表明，礼仪起源于人类最原始的两大信仰：一是天地信仰；二是祖先信仰。从"禮"字的造字结构我们可以看出，禮的本意是敬奉神明的。礼字左边是"示"字旁，与祭祀有关；右边加上一个"豊"字，这是有历史根源的。随着社会的不断进步，礼的含义也不断延伸、不断拓展。

（二）中国礼仪的发展

中国礼仪的起源与发展是一个历史悠久且复杂的过程，可以大致划分为以下几个阶段。

1. 起源时期　礼仪的起源可以追溯到人类社会的原始阶段，其根源在于人类的自然本能和社会需求。中国是举世闻名的文明古国之一，礼仪作为文明标志，源远流长，并以"礼仪之邦"著称于世。作为一种文化现象，礼仪最早产生于人与人的交往中，在原始社会时期，人们在共同采集、狩猎、饮食生活中所形成的习惯性语言、动作，构成礼仪的最初萌芽。礼立于敬而源于祭。"礼"起源于原始社会中氏族公社举行的宗教祭祀活动。

2. 形成时期　夏、商、西周三代是古代礼仪的形成时期。在此时期，尧舜时期制定的礼仪经过1000余年的总结、推广而日趋完善。周朝还在朝廷设置礼官，专门掌管天下礼仪，使礼仪臻于完备。在商朝时期，礼仪主要表现在祭祀活动中，商朝的祭祀活动非常隆重，反映了当时社会的等级制度和礼仪规范。到了周朝，礼仪已经成为一种重要的文化现象，并逐渐形成了完整的礼仪体系。

3. 春秋战国时期的变革　春秋战国时期是中国礼仪的变革时期。在这个时期，诸子百家争鸣，礼仪也产生了分化。各个学派对于礼仪的理解和实践有所不同，但都强调了礼仪在人际交往和社会秩序中的重要性。封建社会的礼仪是将人们的行为纳入封建道德的轨道，形成了以儒家学派学说为主导的正统的封建礼教，逐渐世俗化、规范化，并渗透到社会生活的各个方面。

4. 历代礼仪的演变　从秦汉时期开始，中国礼仪在继承前代的基础上不断发展和完善。各朝各代都有自己特色的礼仪制度和规范，如汉朝的"三纲五常"、唐朝的"开元礼"等。同时，随着对外交流的增多和文化的交融，中国礼仪也吸收了外来文化的元素，形成了独具特色的礼仪体系。

5. 现代礼仪的发展　进入现代社会后，中国礼仪在继承传统的基础上不断创新和发展。一方面，传统礼仪在重要场合和节日中仍然得到广泛应用和传承；另一方面，随着社会的变化和人们生活方式的改变，现代礼仪也逐渐兴起和发展。现代礼仪注重实用性和时代性，更加符合现代社会的需求和人们的审美观念。

礼仪是一个漫长而丰富的文化演变。在这个过程中，形成了完整的礼仪体系和传统，成为中国传统文化的重要组成部分。同时，礼仪还在不断地发展和完善中，以适应社会发展的需要和人们生活的变化。

知识链接

远古礼仪

距今约1.8万年前的北京周口店山顶洞人就已经知道打扮自己，用穿孔的兽齿、石珠作为装饰品。而当族人去世后，会在其身旁撒放赤铁矿粉，举行原始宗教仪式，这是目前在中国发现的最早的葬仪。这些行为反映了当时人们对尊重和敬意的初步理解，也是礼仪的最初形态。

二、礼仪的基本概念

礼仪是人们在社会交往中普遍遵循的文明规范和行为准则。从个人修养的角度来看，礼仪是一个人内在修养的外在表现。从交际的角度来看，礼仪是人际交往艺术的方式和方法，是人际交往中约定俗成的示人以尊重、友好的习惯做法。礼仪其实是对礼貌、礼节、仪表、仪式等具体形式的统称。

1. 礼貌　指人们在人际交往中通过语言、动作表示出对他人友好与尊重。俗话说，细节决定成败，一个微小的动作，一句不经意间的话语都可以反映出一个人内在素养。简单的问候、会心的微笑，这些行为都是礼貌的体现。

2. 礼节　人们可通过各种形式表达出对人的尊重，有动作形式和语言形式。比如生活中与他人握手、鞠躬、磕头等，是动作形式；问候、道谢、祝颂等，是语言形式。这种表现形式可反映出一个人良好的品质。

3. 仪表　指人的外表，包括一个人的容貌、服饰、仪态。仪表端庄大方得体不仅是对他人的尊重，也可以体现出人的精神面貌。

4. 仪式　是指举行典礼的程序、形式，用于庄重的场合表示敬重。如颁奖仪式、各项活动开幕式或闭幕式等。

三、礼仪的基本特点与作用

（一）礼仪的基本特点

礼仪是一种广泛存在于各种社交场合的行为规范，它通过尊重他人，表达对他人的尊重和友好，从而建立和谐的人际关系。礼仪的基本特点主要体现在以下几个方面。

1. 规范性　礼仪是人们在交际场合中必须遵守的行为规范，这些规范是通过社会习俗和道德规范形成的，具有一定的约定俗成性。

2. 限定性　礼仪适用于特定的交际场合，如初次交往、公务交往、对外交往等。在不同的场合中，礼仪的具体要求也会有所不同。

3. 操作性　礼仪规则要切实有效、有用可行，具有明确的操作性和实用性，方便人们在实践中进行操作和运用。

4. 继承性　礼仪具有传承性，任何国家的礼仪都是在本国古代礼仪的基础上继承和发展起来的。同时，礼仪也需要随着时代的进步而不断发展变化，以适应新的社会环境和人际交往需求。

5. 差异性　礼仪在不同的文化、地区、民族和阶层之间存在差异。这种差异性反映了不同社会群体的历史传统、价值观念和生活方式等方面的不同。

6. 共同性　尽管礼仪存在差异性，但在某些方面也存在共同性。例如，许多文化都强调尊重他人、礼貌待人等基本原则，这些原则是跨文化的共同之处。

7. 时代发展性　礼仪是随着时代的进步而不断发展和变化的。随着社会的快速发展和人际交往方式的不断变化，礼仪也需要不断更新和完善，以适应新的时代需求。

礼仪的基本特点使得礼仪成为一门复杂而又丰富的学问，对于个人和社会的交往互动具有重要意义。

（二）礼仪的作用

礼仪在社交场合中具有重要的作用，它可以增进人与人之间的感情，促进交流和合作，提高个人的素质和形象。具体来说，礼仪的作用主要体现在以下几个方面。

1. 传递信息　通过适当的仪表和举止，我们可以传达自己的身份、地位、职业等信息，从而更好地建立人际关系。

2. 促进交流　在社交场合中，适当的礼仪可以促进交流的顺利进行，有助于消除紧张和尴尬的气氛，建立和谐的人际关系。

3. 塑造形象　礼仪是一种无形的名片，它可以展现一个人的素质、修养和风度，从而塑造出良好的个人形象。

4. 维护秩序　在正式的场合和集体活动中，礼仪可以起到维护秩序的作用，有助于形成有序、和谐的社交环境。

5. 文明传承　礼仪不仅仅涉及言谈举止，还涵盖服饰、饮食、婚丧嫁娶等方方面面。遵守礼仪可以弘扬民族传统，继承光荣的文化传统，让后人了解和尊重历史与先辈的智慧。

礼仪是一种重要的社交工具，它通过尊重、规范和文化性等特点，不仅在个人成长和社会和谐中发挥着重要的作用，更是文化传承和国家发展的重要支撑。

四、礼仪的基本原则

（一）平等原则

平等原则是现代礼仪的基础，主张以礼待人，有来有往，既不盛气凌人，也不卑躬屈膝。无论任何人，无论身价高低，无论财富多寡，都应学习、了解礼仪方面的知识，并付诸行动。在社交活动中，所有人都应受到平等的待遇，不应因性别、年龄、种族、文化、职业、身份的差别而有所区别对待。这种平等原则是现代礼仪与古代礼仪的最本质区别。

（二）互尊原则

互尊原则强调在社交活动中双方互相谦让、互相尊敬、友好相待、和睦相处。在社交活动中，双方要做到敬人之心长存，不可伤害他人尊严，更不能侮辱他人人格。只有相互尊重，人与人之间的关系才会融洽和谐。

（三）诚信原则

诚信原则是指遵时守信，"言必信，行必果"。在人际交往中，取信于人是非常重要的。诚信原则是礼仪的内在本质之一，讲究诚信，应当作为公共关系礼仪的根本原则。

（四）宽容原则

宽容原则指的是在人际交往中要宽宏大量，容忍别人，体谅别人，设身处地为他人着想，不斤斤计较，也不过分苛刻要求。在社交活动中，每个人的思想、品格及认识问题的水平总是有差别的，宽以待人，才能化解生活中的各种矛盾。

（五）自律原则

自律原则要求人们要自觉掌握礼仪规范，在心目中自觉树立起道德信念和行为准则，并以此约束自己，在交往中自觉执行礼仪规范。

（六）适度原则

适度原则是指在社交中要注意把握分寸，掌握技巧，合乎规范，适度得体。在人群中，既要彬彬有礼，又不低三下四，既要热情大方，又不轻浮敷衍，要自尊、不自负，坦诚、不粗鲁，信任、不轻信，活泼、不轻浮，谦虚、不拘谨，老练持重而不圆滑世故。

（七）从俗原则

从俗原则是指要尊重不同地区的文化和习俗，做到入乡随俗。在不同的文化背景下，人们应尊重当地的礼仪习惯，避免做出不恰当的行为。

礼仪的基本原则构成了社交场合中应遵循的行为准则。在实际生活中，我们应该灵活运用这些原则，根据不同的情境和对象，选择合适的礼仪方式，以展现我们的尊重和礼貌。

第二节　护理礼仪与职业形象培养

随着医学模式的转变，人们对健康需求以及医疗质量要求的提高，礼仪已成为代表医院文化、促进医院文化建设的重要组成部分。而随着医疗市场日益激烈的竞争，护理礼仪也逐渐作为技术服务的附加服务，越来越受到患者的关注。而良好的护理礼仪不但能使护理人员在护理实践中充满自信心、自尊心、责任心，而且其优美的仪表、端正的态度、亲切的语言、优雅的举止，可以创造一个友善、亲切、健康向上的人文环境，能使患者在心理上得以平衡和稳定，同时对患者的身心健康起到非医药所能及的效果。

一、护理礼仪的基本概念

护理礼仪是护士在职业活动中应当遵守的行为规范，是护士的基本素质之一。它不仅体现了护士的专业素养，更体现了对患者的人文关怀。护理礼仪涵盖了仪表、言谈、举止、行为等方面，通过护士的严谨着装、礼貌用语、优雅举止，达到与患者、家属、同事等人群之间进行有效沟通的重要手段。护理礼仪不仅为患者营造舒适、安全的治疗环境，更是医疗团队形象和护理工作质量的重要保障。

二、护理礼仪的特征

（一）规范性

护理礼仪是护理人员在工作和交往中按规定和程序表现出的规范化的仪容、仪表、仪态，以及在言谈、举止、神情等方面的行为要求。它通过规章制度来约束护理人员的职业行为，通过礼仪准则来强化护士的道德意识，规范护理人员的职业行为，从而树立起"白衣天使"良好的社会形象。

（二）社会性

护理工作是整个医疗卫生工作的重要组成部分，但护理工作不是孤立的，它与社会环境、政治形势、道德水平、文化素养等因素密切相关。护理人员面对的是有思想、有感情的人，加之病情有轻重缓急之分，因此在临床工作中随时会遇到各种各样的问题和考验，所以，加强社会伦理理论的学习，并运用伦理理论指导护理行为，有助于提高护理工作的科学性。

（三）职业性

护理人员的礼仪应该是其从事护理职业的标志和特征。护理人员的礼仪应是规范化、系统化、理论化的，要掌握必备的礼仪知识，并善于根据不同对象、不同场合运用礼仪知识进行交流。

（四）个体性

由于个体在社会文化背景上有所差异，因此对同一礼仪内容会产生不同的反应。在具体实践中，要尊重患者的风俗习惯，避免产生不愉快或误解，同时也要根据患者的反应及时调整自己的礼仪行为，以便更好地发挥礼仪的特性。

职业礼仪的基本特征还包括遵守同一性原则、符合规范性原则、体现差异性原则。遵守同一性原则是指同样的礼仪规范被大家认可和遵循；符合规范性原则是指要根据交往对象的不同而采取不同的礼仪形式；体现差异性原则是指在具体实践中能够结合本土人情风俗加以应用，注重结合地域和民族的特点灵活使用护理礼仪。

三、学习护理礼仪的意义

（一）提高护理人员的职业形象

护理人员作为医院的重要组成部分，其职业形象直接关系到患者对医院的印象。学习护理礼仪有助于护理人员树立良好的职业形象，如着装整洁、举止端庄、态度亲切等，使患者感受到尊重和关爱，从而提高患者对护理人员的信任度。

（二）增强护理人员的沟通能力

护理人员在日常工作中需要与患者、家属、医生等多方进行沟通。学习护理礼仪有助于提高护理人员的沟通能力，如语言文明、态度诚恳、语气亲切等，让患者感受到关心和尊重，从而拉近彼此之间的距离，增强护患之间的信任和合作。

（三）提高护理人员的工作效率

在工作中，良好的礼仪能够让护理人员更加自信、从容地面对各种情况，从而更好地应对各种紧急情况和突发事件，提高工作效率和质量。

（四）增强护理人员的事业心和责任感

通过学习礼仪，护理人员能够更好地认识自己的职业特点和使命，从而更加热爱自己的工作，不断提高自己的专业水平和综合素质，为患者提供更加优质的护理服务。

通过学习礼仪，护理人员能够提高职业形象、沟通能力、工作效率、事业心和责任感等多方面的素质和能力，为患者提供更加优质的服务。因此，学校和医院应该加强护理礼仪培训，提高护理人员的礼仪意识和素养，从而为患者提供更加优质的医疗服务。

> **知识链接**
>
> **儒家思想在护理礼仪中的应用**
>
> "仁爱"体现了对患者的关怀和尊重，要求护士保持友善和礼貌的态度，使患者感到舒适和尊重。
>
> "礼"体现了护士的职业素养，要求护士遵守礼仪规范，尊重患者的隐私和权利，避免任何可能伤害患者的行为。

四、护士职业形象的培养

（一）良好的职业道德

护士的工作涉及患者的生命健康，其职业道德直接关系到医疗质量和患者满意度。因此，培养护士良好的职业道德是首要任务。要教育护士尊重生命，坚守医德医风，树立"以患者为中心"的服务理念。对待患者要热情、关心、体贴，为患者提供高质量的护理服务。

（二）专业知识和技能

护士作为医疗团队的一员，必须具备扎实的专业知识和技能。定期参加培训和学习，不断更新护理知识、提高护理技能，是培养护士职业形象的重要途径。此外，护士还要了解相关医疗法律法规，提高自我保护意识。

（三）着装和仪表

护士的着装和仪表直接关系到患者和家属对医院的印象。护士应穿着整洁、规范、得体的护士服，佩戴好护士帽和口罩。同时，护士的发型、面部表情、姿态等也需符合职业要求。良好的仪表和着装能够给患者带来安全感，增强他们对医护人员的信任感。

（四）沟通能力

沟通是护士工作中必不可少的一部分。护士要善于与患者及其家属沟通，了解他们的需求和疑虑，为其提供帮助和指导。同时，良好的沟通能力还能增强医护人员之间的协作，提高医疗团队的整体效率。

（五）团队合作意识

护士是医疗团队的重要组成部分，她们需要与医生、技师、药剂师等其他医疗人员密切合作，共同为患者提供优质的医疗服务。培养护士的团队合作意识，能够增强整个医疗团队的凝聚力，提高工作效率和质量。

（六）身心健康

健康的身体和良好的心理素质是护士职业形象的基础。护士工作压力大，工作强度高，需要保持身心健康。通过定期进行身体检查，及时调整心态，加强心理疏导，培养积极乐观的工作态度。良好的身心健康状况能够使护士更好地为患者服务。

目标检测

答案解析

一、选择题

1. 护理礼仪的概念中，将护理礼仪定义为一种职业礼仪、专业礼仪，这主要突出其（　　）

    A. 规范性　　　　　　　B. 操作性　　　　　　　C. 礼节性

    D. 技术性　　　　　　　E. 安全性

2. 下列哪一项不属于护理礼仪的分类（　　）

    A. 护士仪表礼仪　　　　B. 护士语言礼仪　　　　C. 护士肢体礼仪

    D. 护士举止礼仪　　　　E. 护理技术操作礼仪

3. "爱人者，人恒爱之；敬人者，人恒敬之"这句话的含义是（　　）

    A. 遵守原则　　　　　　B. 自律原则　　　　　　C. 从俗原则

    D. 真诚原则　　　　　　E. 敬人原则

4. 下列护理工作中，哪一项属于对患者不尊重的行为（　　）

    A. 恰当的与患者开玩笑，活跃气氛

    B. 及时为患者提供所需的帮助和信息

    C. 听取患者的感受，尊重患者的隐私

    D. 对患者使用蔑视、嘲讽和不尊重的语言

    E. 与患者多沟通

5. 下列哪一项不属于护理礼仪的作用（　　）

    A. 提高护理人员的职业形象

    B. 提高护理服务质量

    C. 加强护患沟通

    D. 提高护理技术水平

    E. 维护秩序

6. 某手术室护士，从事洗手护士工作 5 年，由于工作原因被借调到感染科工作，凭借熟练的业务，热情的工作态度，不到一周的时间受到同事及患者的一致好评，这体现护理礼仪的（ ）

    A. 规范性　　　　　　　　B. 强制性　　　　　　　　C. 综合性

    D. 适应性　　　　　　　　E. 可行性

7. 护理礼仪特征不包括（ ）

    A. 规范性　　　　　　　　B. 强制性　　　　　　　　C. 综合性

    D. 适应性　　　　　　　　E. 可行性

8. 护士在做晨间护理时，都会主动向患者问好，关心患者病情变化，给予安慰和指导，这是礼仪中（ ）的体现

    A. 礼节　　　　　　　　　B. 礼貌　　　　　　　　　C. 仪式

    D. 仪表　　　　　　　　　E. 形式

9. 护士小李是一名在校学生，在上护理学基础实验课时将护士帽戴反、口罩戴在下颌处，引来同学阵阵嬉笑声，这件事告诉我们在学习和生活中一定要注重自己的（ ）

    A. 礼节　　　　　　　　　B. 礼貌　　　　　　　　　C. 仪表

    D. 举止　　　　　　　　　E. 礼仪

10. 任何国家的礼仪都是在本国古代礼仪的基础上继承和发展起来的，这是礼仪的哪个特性（ ）

    A. 继承性　　　　　　　　B. 限定性　　　　　　　　C. 操作性

    D. 规范性　　　　　　　　E. 共同性

二、思考题

1. 请结合中国礼仪的起源与发展，讨论护理礼仪在现代医疗体系中的重要性。

2. 护理礼仪作为护士职业形象的重要组成部分，其特点是什么？

书网融合……

重点小结　　　　　微课　　　　　习题

第二章 护士的仪表礼仪

PPT

学习目标

知识目标：通过本章的学习，掌握护士妆容修饰和服饰礼仪的基本原则，护士工作发式和工作着装的规范和要求；熟悉妆容修饰的基本步骤和方法；了解表情礼仪在护理工作中的运用。

能力目标：具备熟练运用护士妆容修饰的技巧；具备熟练的表情管理能力。

素质目标：培养护士的职业道德，树立良好的职业形象，提升自身的职业素养。

情境导入

情境：新入职的护士小张，第一天上班，为了给同事和患者留下良好的第一印象，将头发染成酒红色，画了一个漂亮的彩妆，戴上棕色的美瞳，搭配了一对精致的耳钉，出门前还特意喷上香水，精神焕发的去医院上班。

学习本章内容，请同学们完成以下任务：

1. 请分析案例中护士小张的仪容仪表有何不妥？
2. 请为护士小张提出适宜的仪表要求。

仪表，是指人的外表，包括人的仪容、服饰、姿态、风度等方面，是一个人精神面貌以及内在修养的外在体现。随着系统化整体护理在临床实践中的应用和发展，要求护理人员除了拥有丰富的专业理论知识和熟练的操作技能外，还应具有良好的仪容仪表以及专业形象。护士端庄大方、优雅得体的仪表，体现了对自己、对他人的尊重，同时给患者以美的感受，对促进患者身心健康，进一步提高护理质量具有重要意义。

第一节　仪容礼仪

仪容，通常指人的外貌或容貌，主要包括头部和面部，是仪表的重要组成部分。在护理工作中，护士的仪容礼仪会引起患者的关注，影响着患者对护士乃至医院的整体评价。因此，对自己仪容的修饰是每个护理人员应该关注的重点。

仪容礼仪的首要要求是仪容美，包括三层含义：自然美、修饰美、内在美。古人说："慧于中而秀于外"，真正意义上的仪容美是以上三种美的高度统一。护士仪容的礼仪规范，主要涉及以下几个方面。

一、头饰礼仪

头发为人体之冠，健康亮泽的头发是仪容美的重要标志。对于个人整体形象而言，头发修饰是仪表礼仪中非常重要的一个环节，包括对头发所做的清洁、修剪、保养和美化。

（一）头发的清洁与养护

1. 清洗　保持头发的干净清爽，是护士头饰礼仪的基本要求。护士头发的日常护理首先要勤于梳洗。洗发可以去除头发上的灰尘和头皮分泌物，使头发干净、整齐、无味、无屑，有助于头发的生长和健康，对维持个人整洁、卫生的整体形象起着重要作用。

2. 养护   养护好头发，首先要注意头发的营养，在日常生活中应加强营养的调理与补充，进食富含蛋白质、维生素和各种微量元素的食物；其次是注意头发的护理，可在洗发后使用护发素等护发产品，使头发光泽柔顺。同时对头发加以梳理和按摩，不仅能使头发整齐美观，还可以促进头部的血液循环，有助于头发的生长，保持头皮的健康。

（二）发型的修饰

发型，即头发的整体造型。发型修饰是指在头发清洁、保养的基础上，设计修剪出适合自己的发型。美观的发型能提升个人的气质与魅力，是展现仪容美、塑造良好形象的重要因素。发型的选择应结合脸型、体型、年龄、职业等特点，做到扬长避短，和谐统一。

1. 发型与脸型配合   恰当的发型设计能起到修饰脸型的作用。椭圆脸型，也叫鹅蛋脸，是东方女性的标准脸型，可与任意发型搭配；圆脸型的人可将头顶部的头发梳高，并利用头发遮住两颊，使脸颊宽度减小，让脸部看起来更修长；长脸型的人可将前发剪成刘海，并向下梳理遮住额头，以减少脸的长度，两侧的头发则要自然蓬松，使脸型显得更丰满；方脸型的人可留侧发以掩饰脸型的棱角，以增加脸庞的圆润感。

2. 发型与体型配合   人的体型有高矮、胖瘦之分，发型的修饰可直接影响体型的美观。体型瘦长者适合留长发，让头发有蓬松感，不宜盘高发髻或将头发削减得太短。体型娇小者，可选择精巧别致的短发或梳高盘发，使人显得挺拔，但不适宜选择长发或蓬松发型。体型高大者，可留简洁短直发或盘发。体型矮胖者适合选择有层次的短发或盘发，不宜留长发或烫卷发。

3. 发型与年龄、职业配合   发型可反映一个人的文化修养、审美品位和精神状态，在选择发型时要考虑到年龄因素，年轻人的发型应简洁大方、青春活泼，可留长直发或卷发；而中老年人的发型应以短发为宜，显得文雅端庄、成熟稳重，给人以温和可亲的感觉。发型选择还要考虑职业因素，如运动员、青年学生适合健康活泼、简洁明快的发型，彰显青春活力；职业女性的发型则应以短发或盘发为主，彰显稳重和干练。

4. 发型与服饰、环境配合   发型与服饰合理搭配，与环境协调一致能更好地展现个人的气质风格，同时给人以整体美的感觉。比如在较严肃、正式的场合，着装应庄重、大方，配合头发盘成发髻，使人更显端庄、高雅；在运动休闲场合，着装应舒适，休闲，头发可束起，展现活泼、潇洒的气质。

（三）护士工作发式

护士工作发式应体现庄重、素雅的整体风格，既要遵循基本的头饰礼仪，还应遵循护士的职业要求，体现护士的职业特点。女护士发型为短发或盘发，具体要求：头发前不过眉，侧不过耳，后不触及衣领，短发长度不应超过耳下3cm；长发应盘于枕后或戴发网，固定头发的发卡和发网应尽量与头发颜色保持一致（图2-1）。男护士发式应简洁清爽，做到前发不覆额，侧发不掩耳；后发不触衣领，不留鬓角，不留长发，不剃光头。

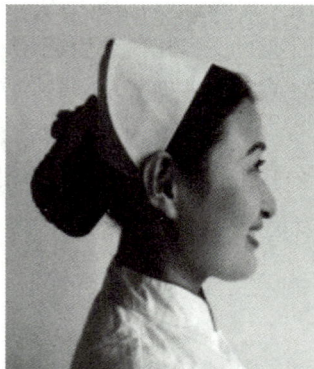

图 2-1 护士工作发式

二、护士面部表情礼仪

面部表情是指通过眼部肌肉、面部肌肉和口部肌肉的变化来表现各种情绪状态。它是一种无声的语言，能真实、自然、准确地反映人们内在的思想情感。在人际交往中，亲切、热情、友好、自然的表情，会给人留下深刻的印象。护士和蔼可亲、乐观向上、沉稳自然、富有感染力的表情会给人以信赖感，能缩短与患者之间的距离，有利于护患的交流与合作。构成表情的主要因素包括目光和微笑。

（一）目光

眼睛是心灵的窗户，是人体与外界交换信息最主要的器官。目光则是面部表情的核心，是表达感情、传递信息主要的方式和途径。护士在工作中不仅要善于运用目光来表达对患者的尊重、理解与关爱，还应学会通过目光的交流，观察了解患者内心真实的情感和需求。目光的运用包括注视的部位、时间和角度。

1. 注视的部位　与人交往时，应注视对方，目光所及之处，就是注视的部位。注视部位不同，传递的信息亦不同。

（1）关注型注视　注视对方双眼。表示聚精会神，是专心致志、关注对方的表现，但时间不宜过久，一般在劝导和劝慰对方时使用。

（2）公务型注视　注视对方双眼与额头之间的三角区域。是严肃、认真的表现，适用于正式的公务场合，比如洽谈业务、贸易谈判和磋商问题。

（3）社交型注视　注视对方双眼与嘴唇之间的三角区域。这种注视令人感到舒适自然，亲切温和，一般适用于社交场合，比如朋友聚会。

（4）亲密型注视　注视的位置在对方的双眼和胸部之间。表示亲近及炽烈的情感，具有亲昵、爱恋的感情色彩，多用于亲人或关系密切的人之间。

2. 注视的时间　在交谈中，沟通双方目光接触的时间控制在相处时间的 1/3～2/3。注视对方的时间少于全部相处时间的 1/3，容易使对方感觉被轻视，未把对方放在眼里或对对方不感兴趣。如果注视对方的时间超过全部相处时间的 2/3，往往表示有敌意或对对方非常感兴趣。

每次目光对视的时间不要超过 10 秒，因为长时间目不转睛地注视对方是一种失礼的表现，正确的方法是谈话时目光停留在对方注视区域 5 秒左右，然后将目光移开 1～2 秒，再回到对方注视区域。

3. 注视的角度　由于目光发出的方向不同，常见的注视有平视、仰视、俯视、侧视等。护士在临床护理工作中因工作场景不同，注视角度也不同。当护士接待患者或家属时应使用平视，表示尊重和平等；在为患者进行护理操作时常用俯视，表示对患者的关心；当患者位于护士一侧时，护士则应转身面向对方，平视对方。

4. 目光的作用

（1）表达情感　目光可以真实准确地表达人类内心微妙细致的情感。如男女之间长久的凝视表示爱慕；怒目圆睁表示愤怒和仇恨；目光躲闪回避表示胆怯心虚。

（2）调控互动　目光可以帮助沟通双方了解对方是否对谈话内容感兴趣，是否赞同彼此的观点。如对方一直在聚精会神地倾听，说明他对谈话内容感兴趣；如果对方在沟通时东张西望，左顾右盼，目光游移，说明他对谈话内容不感兴趣，甚至厌烦。

（3）显示关系　目光可以表达人际关系的亲密程度，也可以显示人与人之间支配与被支配的关系。如恋人、亲人之间可以保持较长时间的目光接触，陌生人之间目光接触的时间则不宜过长，否则容易让对方产生误解。地位高者与地位低者进行交谈时，地位高者用目光注视地位低者的时间会更长。

（二）微笑

微笑是一种最自然大方、最富有吸引力、最受欢迎的面部表情，是内心世界的反映，是打开人们心扉的世界通用语。见面时点头微笑，表示对他人的尊重和友好，可以有效缩短沟通双方的心理距离，为对方留下美好的印象，形成融洽、和谐的交往氛围。

1. 微笑的功能 护理人员的微笑可以体现乐观自信的良好修养，真挚友善的礼貌态度，爱岗敬业的职业素质。在护理工作中，微笑能给患者带来温暖和希望，增加战胜疾病的信心和勇气，减轻其痛苦和心理压力，促进身心健康，是优质护理服务不可缺少的重要内容。

2. 微笑的要领 微笑是人们美好心灵的外现，是发自内心，表里如一的体现，要做到真诚、亲切、自然。微笑的具体做法是：眉头自然舒展，双眉微微上扬，双眼略睁大，目光柔和自然，脸部肌肉放松，嘴角两端向上微起，嘴唇略呈弧形，笑不露齿或露出上边的六到八颗牙齿，面含笑意，使人如沐春风，微笑时不应发出声音。同时还应注意眉、眼、鼻、口、齿、面部肌肉及眼神的相互协调，做到眼笑、心笑、口笑，让微笑更加和谐自然（图2-2）。

3. 微笑的练习

（1）练习嘴角上翘 咬筷子练习。面对镜子，取一根干净筷子，用上下门牙轻轻咬住，使嘴角上扬略高于筷子的水平高度，自然露出上面6~8颗牙齿，坚持10秒，然后拔出筷子，保持嘴型不变。

图2-2 护士的微笑

（2）练习眼睛含笑 面对镜子，取一张厚纸，遮住鼻子以下部位，保持心情愉快，发出"一"字音，使笑肌向上抬起，放松面部肌肉，让眼里充满笑意，练习微笑眼神，坚持10秒以上。

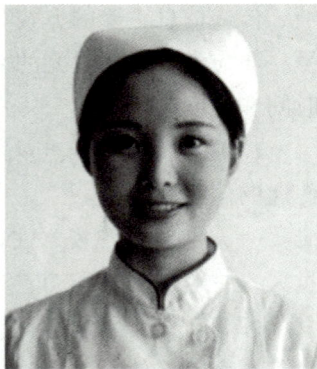

三、护士工作妆容礼仪

（一）面容修饰

面部修饰是个体仪容的焦点，护士每天要与患者面对面的近距离接触，面部修饰显得格外重要。修饰面容首先要注意面部的清洁卫生。脸部应经常清洗，保持干净清爽，同时加强面部的保养，保证面部皮肤的健康。面容修饰应具体到面部各个部位，具体要求如下。

1. 眼睛 在人际交往中，眼睛往往被他人注视最多，因此应注意保持眼部的清洁，及时清除眼部分泌物。若佩戴眼镜，则应选择舒适、美观、方便，适合职业特点的眼镜；若佩戴隐形眼镜，不要佩戴有颜色的美瞳产品。工作时间不要佩戴墨镜。

2. 耳鼻 注意及时清除耳垢和鼻腔异物，保持耳鼻部的清洁卫生，及时修剪鼻毛和耳毛。避免在公众场合做掏耳朵、挖鼻孔、擤鼻涕等不文雅动作。

3. 口腔 勤漱口、勤刷牙，保持口腔清洁和口气清新，这是口腔卫生的基本要求。工作时间或参加社交活动之前忌喝酒，吃葱、蒜、韭菜等有刺激性气味的食物，以免残留异味。正式场合避免发出异响，如咳嗽、哈欠、喷嚏、吐痰、吸鼻、清嗓子等不雅声音。男士应每天刮去胡须，保持面部清洁，女士可适当使用口红或唇膏，以保持良好精神状态。

4. 颈部 颈部属于面容的延伸部分，应注意保持颈部的卫生，及时清洗颈部，涂抹护颈霜防止颈部皮肤老化，不要佩戴项圈、项链等饰品，以免影响护理工作。

（二）妆容修饰

化妆是面容修饰的一种高级方法，通过化妆使自己的容貌变得更加靓丽，体现仪容的修饰美。在人际交往中，得体适度的化妆既是自尊、自信的体现，也是对他人的尊重。护理人员在工作岗位上应化淡妆，展现出良好的精神风貌，以示对患者的尊重，同时也体现了护理人员认真的工作态度和爱岗敬业精神。

1. 化妆的原则

（1）美观靓丽　化妆的目的是使人的容貌更加靓丽，因此化妆时应根据个人面部特点，通过适度矫正、恰当修饰，达到扬长避短的效果，使容颜更加完美。

（2）自然真实　化妆要讲究美化、生动、真实、自然。化妆的最高境界是"妆成有却无"，自然贴切，不留人工美化的痕迹，好似天然如此美丽。

（3）得体协调　化妆既要体现自身的个性气质，还要注重整体风格。因此，除了面部化妆外，还应注意妆容与服装、配饰的整体搭配，出入场合和职业身份的协调等。

2. 护士化妆的基本步骤　护士工作妆容应端庄简约、清新淡雅，体现护士职业特点。护士化妆的基本步骤如下。

（1）束发　将头发向后梳拢，显露整个面部，防止头发散落影响化妆。

（2）修眉　利用修眉工具将多余眉毛修除，使眉毛的线条清晰流畅，修眉的关键是要定好眉头、眉峰、眉尾。眉头的位置定在内眼角上方偏里侧的垂直位置上；眉峰的位置定在黑眼球外缘的垂直位置上；眉尾的位置定在鼻翼与外眼角连线的外延线与眉毛的交点上，定好眉头、眉峰和眉尾的位置后，就可以修理出一条标准美观的眉毛。

（3）清洁面部　清洁是先用温水打湿面部，取适量的洁面乳在脸部轻轻按摩，然后用清水冲洗干净。

（4）润肤护肤　洁面后，取适量的化妆水涂在脸上，轻轻拍打使其充分渗透吸收，然后将护肤霜或润肤液均匀涂抹于肌肤上，由下向上、由内向外均匀拍打配合吸收，起到润肤护肤的效果。

（5）打粉底　粉底是妆容的基础，也是化妆中重要的步骤。粉底不仅可以改善皮肤质地，调整面部肤色，还可以遮盖皮肤瑕疵，使皮肤看起来更光洁、细腻。应选用与自己肤色相近的粉底液或粉饼。使用时，先蘸取少量粉底液，点涂在额头、鼻梁、脸颊、下巴等处，用拍按手法涂抹均匀；如果用粉饼，可用粉扑将粉饼均匀地扑在脸上。

（6）画眉　清晰、精致的眉形，会让你的整体面容更具立体感。眉笔的颜色可以根据肤色和发色进行选择，肤色较浅的人适合用浅色，或者选择与头发颜色一致的色系。画眉时应突出眉头、眉峰、眉尾的位置，按照"从粗到细，从淡到浓"的原则，从眉头到眉尾按照从下到上，从内到外的顺序依次描画。眉头应画粗、画淡，眉峰最高，画的颜色最深，眉尾最细，要一笔带过，避免修改。

（7）眼部妆容　眼部化妆主要包括画眼线、涂眼影和涂染睫毛。①画眼线：可以修饰眼部轮廓，使眼睛明亮有神。画上眼线时要先从内眼角画起，贴着睫毛根部一直画到眼角，线条由细到粗，眼尾处略微向上扬起，使眼睛看起来显大有神；画下眼线时则从眼尾画向眼睑中部，颜色由深到浅只画2/3的下眼线。②眼影：可使眼睛富有立体感，颜色应柔和自然并与妆容、服饰相协调；涂眼影时，用眼影刷将眼影沿着睫毛边缘从眼尾向眼头方向晕染。③涂染睫毛：可使睫毛更加浓密，眼睛更加明亮。先用睫毛夹夹卷睫毛使其上翘，再用睫毛刷将上眼睑的睫毛从根部向睫毛梢纵向涂染，下眼睑睫毛则横向涂染。

（8）腮红　通过腮红为面色增添红润光泽，并可修正脸型。选择适合自己肤色的腮红，对着镜子微笑，在颧骨的部位从下向外上方晕染腮红。每次使用腮红时的量不宜过多，可多刷几次直至效果完美自然。

（9）涂唇膏　护士应选用色彩淡而自然的唇膏或唇彩，可先用唇线笔画出唇的轮廓，再涂上唇膏，使妆面亮丽完整。唇膏的颜色应与整体妆容、服装的主题颜色协调一致。

3. 化妆的禁忌

（1）忌当众化妆　当众化妆是失礼的表现，应事先在家里或在化妆间完成。护士工作中应避免在患者面前化妆。

（2）忌化浓妆　人际交往中，妆容应淡雅清新，切忌浓妆艳抹。

（3）忌妆面残缺　妆面如出现残缺，应及时避人补妆，以保持妆容完整。

（4）忌离奇另类　妆容应与年龄、职业、长相等因素相符合。

第二节　服饰礼仪

服饰，是指人的服装及佩戴的饰物，是个人仪表中非常重要的组成部分。现代社会，服饰的作用不仅是御寒、保暖，还是一种社会文化，是一个人身份、地位、文化修养、审美情趣及精神面貌的综合体现，同时也反映了一个国家、一个民族的精神风貌和物质文明进步发展的程度。在护理工作中护士的服饰礼仪则体现了护士的职业特征，展示了护士良好的精神面貌和职业形象。

一、护士生活中的服饰礼仪

日常生活中，着装是指人们服装的穿着，是一门技巧，更是一门艺术。一个人的着装在美化自身形象的同时更折射出个人的内在素质和独特品位。

（一）着装的基本原则

1. TPO 原则　TPO 是 Time、Place、Object 三个英文单词首字母的缩写，是目前国际公认并通用的着装基本原则，其中 T 指时间，P 指地点，O 指目的。TPO 原则就是指一个人着装时应与具体的时间、所处的地点和要达到的目的协调一致。

（1）时间原则　着装应符合时代、季节、时间的变化，要富有时代特色，顺应时代发展变化，要了解当代服装流行的趋势和发展方向，使自己的着装风格富有时代气息。着装要符合季节时令，根据不同季节选择不同的服装，寒冷的冬天要穿保暖、御寒的冬装，炎热的夏天应穿通气、凉爽的夏装。着装还要符合时间变化，一天之中早晚不同时间段，温差不同，人们从事的活动不同，着装的款式、类型也应有所变化。

（2）地点原则　着装应与地点、场合、环境相适应。不同国家、民族、地域的人因所处的地理位置、社会环境、风俗习惯和宗教信仰不同，着装各有不同。在日常生活中，所处场合不同人们着装款式也应不同。公务场合着装应庄重、保守、传统；社交场合着装应典雅、时尚、个性；休闲场合着装应舒适、方便、自然。着装在不同的环境应有所不同，在办公室环境中，着装应庄重、大方、整齐，不可过于暴露；而在旅游休闲时，着装则可以较为宽松、舒适与方便。

（3）目的原则　着装要与目的相一致。在社会交往中应根据不同的交往目的、具体的交往对象选择服饰。如应聘求职时服装应庄重大方，既显示自己的成熟稳重，又表明郑重其事，希望成功；参加宴会时穿时尚礼服是为了展示自己独特的魅力与风采；登山踏青时穿运动装、牛仔装是为了更加轻松与方便。

2. 适宜性原则　着装应与自身条件相适宜，应综合考虑年龄、身份、体形、肤色、性格等因素，做到搭配协调，和谐统一。

（1）与年龄相适宜　不同年龄阶段的人群对着装有不同的要求。儿童以鲜艳、活泼、舒适为原则；年轻人着装以清新、活泼、自然、朴素为原则，显示出朝气蓬勃的青春之美；中老年人着装应庄重、典雅、简约、舒适，体现出成熟、稳重、有品位的气质。

（2）与体型相适宜　人的体型千差万别，各有不同。服装的款式、色彩及面料对体型具有修饰和美化的作用，因此，应该根据自己的身材体型来选择服装，做到扬长避短，隐丑显美。比如，脖子粗短的人应穿深色"U"形领或"V"形领的服装，不适合穿浅色高领衫；体形较胖的人宜穿深颜色、竖条纹的衣服，可显得苗条清秀；体瘦的人则适合穿色彩鲜艳、明亮的浅色服装，可显得更丰满。

（3）与肤色相适宜 人的肤色会受到所穿服装色彩的影响，因此在选择服装时，应注意服装颜色与个人肤色的搭配。比如肤色较白时，服装色彩明暗、深浅都合适，浅色使人感到洁净、明快，深色使人端庄大方；肤色偏黑时，应避免穿颜色深暗的衣服，宜选择浅色调的服装，以增强肤色的明亮感；肤色发黄时，可选择蓝色或淡蓝色服装，衬托肤色显得更加白皙。

（4）与职业相适宜 不同的职业有不同的着装要求，着装应考虑到自己的职业角色和身份，体现出自己的职业特点。例如，学生着装应朴实大方，富有青春朝气，不宜太过时尚或成人化；教师着装应庄重、雅致，彰显为人师表的良好精神面貌；国家公务员着装要干练、稳重，富有涵养。

（二）着装的礼仪规范

1. 干净整洁 在任何情况下，着装都要力求干净整洁。这不仅反映了一个人的卫生状况和精神面貌，还体现了个人良好的礼仪修养。护士的衣服应勤洗勤换，做到没有污渍、油渍和异味，衣领和袖口处尤其要注意保持清洁。所穿衣服应平整无皱，扣子等配件应齐全，没有开线和破损。

2. 文明大方 社会交往中应做到文明着装。着装，一忌过露，正式场合着装要求不暴露胸部，不暴露肩部，不暴露大腿；二忌过透，在社会交往中着装过分透视，是失礼的表现；三忌过于短小，正式场合着装不能穿背心、短裤、超短裙，重要的场合不穿露脐装；四忌过于紧身或肥大，着装应合体修身。

（三）佩饰礼仪

佩饰是指人们着装时所佩戴的具有装饰、美化作用的物品。作为一种无声语言，佩饰同服装一样可以体现出一个人的身份、地位、文化素养、审美品位和生活情趣。日常生活中正确佩戴饰物可以起到画龙点睛的作用，对于表现个性特点，增添个人魅力发挥着重要作用。佩饰的种类很多，按其用途分类，一类是具有装饰性的首饰，如项链、耳环、戒指、胸针、手镯、手链等；另一类是实用性的饰物，如帽子、围巾、眼镜、腰带、手表、提包、鞋子、袜子等。生活中佩戴饰物应遵循一定的礼仪规范。

1. 佩戴饰物的基本原则

（1）数量原则 佩戴饰物的数量应以少为佳，也可不戴佩饰。社交场合若同时佩戴多种饰物，总量不应超过三件。

（2）质地原则 佩戴饰物，质地上要力求同质。如果同时佩戴两件或两件以上首饰，应使其质地相符。

（3）色彩原则 佩戴饰物，色彩上要力求同色。如果同时佩戴两件或两件以上首饰，应使其色彩一致。

（4）适宜原则 佩戴饰物，应与年龄、身份、职业及所处的环境、场合相适宜。不同场合对于饰物的质地、款式要求不同，因此应采取适宜的佩戴方式。

（5）搭配原则 佩饰应视为服饰的一部分，佩戴时要与服装的质地、色彩、款式相互搭配，以显示服饰的整体风格。佩饰还要与体型相符，做到扬长补短，突出自己的个性风格。

（6）习俗原则 不同国家、不同民族的地域文化和风俗习惯不同，佩戴首饰的习惯亦有不同，因此佩戴时要尊重和符合传统习俗。

2. 佩戴饰物的礼仪

（1）戒指 戒指常被用作爱情的信物，一般戴在左手手指上，只戴一枚；最多可戴两枚，戴在一只手两个相邻的手指上，或戴在两只手对应的手指上。拇指通常不戴戒指，同一手指上不应戴多枚戒指。戒指戴在不同手指上其所表示的含义亦不同：戴在示指上，表示单身或求婚；戴在中指上，表示正在恋爱；戴在无名指上，表示已订婚或结婚；戴在小手指上，表示自己是一位独身者。

（2）项链　项链是戴于颈部的环形首饰，是富贵、平安的象征，男女均可佩戴，但男士所戴的项链一般不应外露。通常，所戴的项链不应多于一条，可将一条长项链折成数圈佩戴。戴项链要与自己的年龄、肤色、颈部特征，以及着装和所处场合相协调。

（3）耳饰　耳饰包括耳环、耳钉、耳坠等。一般情况下成对使用，即每只耳朵上各佩戴一只。不应一只耳朵上同时戴多只耳环。佩戴耳环时，应考虑自己的脸型，不宜选择与脸型形状相似的耳环；佩戴耳环还应与服装、发型等相协调。

（4）手镯　手镯是女性特有的装饰物，可以只戴一只，也可以同时戴两只。戴一只手镯时，通常戴于左手。戴两只时，可一手戴一只，也可以同时戴在左手上。

（5）胸针　胸针是别在胸前的饰物，其图案多以花卉为主，故又称胸花。胸针的佩戴应根据服装的色彩、面料、款式来选用。穿西装时，应别在左侧领上。穿无领上衣时，应别在左侧胸前，其高度，应在上装从上往下数的第一粒与第二粒纽扣之间。

二、护士工作中的服饰礼仪

护理不仅是一门科学，还是一门艺术。护士的美好职业形象、特殊的职业技能与规范的服务艺术相结合，体现了护理独特的艺术美。护士工作中规范的着装展现了护士严谨自信、庄重优雅、诚信大方的工作作风和职业风采，给患者留下美好的印象，从而赢得患者信任，得到社会的认可，使护理工作顺利开展。

（一）护士工作着装的原则

1. 工作岗位应穿护士服　护士服是护士职业的象征。护士工作期间必须穿工作服，即护士服，这是护理职业的基本要求。圣洁高雅的护士服展示了护士美好的职业形象和精神风貌，体现了护士的尊严和职业的自豪感。

2. 着装整齐清洁　护士工作着装应规范整齐，包括护士服、燕帽、工作牌、护士鞋等搭配完整，和谐统一。工作装干净整洁是护士工作着装的基本要求。整洁的着装既显示了护理职业的特殊品质，又体现了护理人员高度的责任心和严谨的工作作风。

3. 服饰简约端庄　护士服饰应简约朴素、端庄大方，避免过分的装饰。

（二）护士工作着装的具体要求

1. 护士帽　有燕帽和圆帽两种。

（1）燕帽　洁白的燕帽（图2-3），象征圣洁和高尚，是护士职业的标志。燕帽要保持洁白平整，无皱褶；佩戴时应将燕帽轻扣在头顶，戴正戴稳，高低适中，前后适宜，一般帽子前沿距发际线4~5cm，燕帽两边微翘，帽后须用发卡固定。戴燕帽前应将头发按护士工作发式梳理整齐，短发不应超过耳下3cm。

（2）圆帽　由于无菌技术操作和保护性隔离等技术要求，手术室、传染科及特殊科室的护士工作时必须佩戴圆帽（图2-4）。在戴圆帽前，应先整理好发型，头发须全部放在圆帽内，前不露刘海，后不露发际，必要时用发网或发夹固定，圆帽缝线要放置于脑后，帽子边缘要平整。

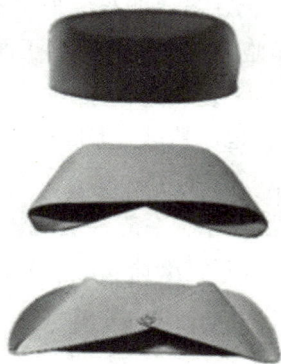

图 2 - 3　燕帽

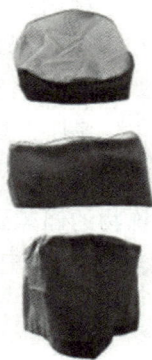

图 2 - 4　圆帽

知识链接

燕帽

1908 年，中国第一所公立护士学校北洋女医学堂在天津诞生，燕帽作为护士职业的代表，寓意健康与幸福，医院中只有正式护士才能佩戴燕帽，才有资格为患者提供护理服务。伴随护理事业的发展，护理工作更加高效科学，有研究指出，燕帽存在造成污染的潜在风险，因此有些医院开展"脱帽"行动，这也体现了护理以人为本的职业形象。

2. 护士服　护士服不仅体现了护理人员的精神面貌，更是护理专业性的体现，所以护士服的设计应充分考虑护士所从事的职业和身份（图 2 - 5），适合护士的工作环境和工作职能。早期护士服通常为白色连衣裙式，但为了护理工作更加高效和舒适，长裙式护士服逐渐演变成分体式护士服。护士服的颜色根据不同科室的特点也越来越多样化，如手术室、急诊室、ICU 病区护士服通常是绿色，绿色象征着生命复苏，为紧张忙碌的护理工作增添希望的色彩；传染科的护士服多为橄榄绿或淡蓝色；产科、儿科的护士服多为粉红色，温暖柔和的色彩，能带来更加温馨的视觉效果，可以减轻患儿住院时的恐惧心理。

护士工作服穿着要求大小合体，长短适宜，衣长刚好过膝，袖长至腕部，腰部可通过腰带调整，宽松适度，使护士服穿着舒适方便，操作时活动自如；护士服要保持整洁，无污染，腰带要平整，衣扣、袖扣要全部扣整齐，内穿衣服不可外露。护士服分冬装和夏装，下身一般配白色长裤。夏季穿短袖护士服着裙装时，个人裙摆下端不超过护士服，并穿浅色、肉色长筒丝袜。

3. 口罩　分为一次性口罩、普通脱脂纱布口罩和医用防护口罩等。医护人员应根据不同岗位及操作要求选择合适的口罩。口罩应完全遮盖口鼻，戴至鼻翼上，高低松紧要适宜，以达到有效防护作用。纱布口罩摘下时，应将口罩内侧面向里折好，放在干净的口袋里，以备下次再用，口罩应每天清洗更换，保持洁净。一次性口罩和医用防护口罩使用后应及时处理，避免反复使用。护士在护理操作未结束前，不能摘下口罩，但在一般情况下与他人讲话时应摘下口罩，长时间戴口罩与人讲话会让对方感觉不礼貌。

4. 护士鞋　要求穿着舒适，软底、防滑、平跟或坡跟；护士鞋要保持干净整洁，颜色应以白色或乳白色为主，与护士着装相协调。

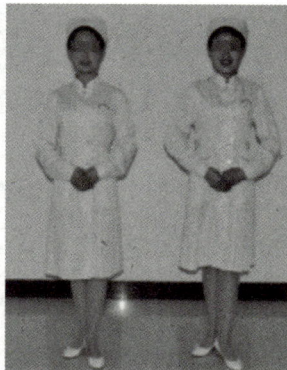

图 2 - 5　护士服

5. 胸牌　护士在工作岗位上穿护士服时还应佩戴有个人照片、姓名、职称、职务的工作胸牌，护士的胸牌是向他人表明自己身份的标志，便于患者辨认、问询和监督。佩戴时要求正面向外，端正地佩戴在胸前，胸牌表面要保持干净。

6. 护士表　在工作场所，护士一般不戴手表，而佩戴护士表，也叫胸表。胸表一般佩戴在左侧胸前，因为胸表表盘是倒置的，工作中护士低头或用手托起表体即可查看时间。

7. 护士工作时饰物的佩戴要求　护士上岗时，不能佩戴戒指、指环、手链、手镯、脚链等首饰；不能佩戴耳饰，包括耳坠、耳环、耳钉；不能留长指甲及涂染指甲；不宜涂抹气息浓郁的香水。

目标检测

答案解析

一、选择题

1. 下列哪种脸型结构是标准脸型，不需要特别修饰（　）
   - A. 椭圆形脸
   - B. 圆形脸
   - C. 长脸型
   - D. 方脸型
   - E. 菱形脸

2. 沟通时几乎不注视对方或很少注视对方，是表示（　）
   - A. 表示友好
   - B. 表示重视
   - C. 表示轻视
   - D. 表示感兴趣
   - E. 表示敌视

3. 亲密型注视的注视范围是注视对方（　）
   - A. 双眼
   - B. 双眼至唇部
   - C. 双眼至胸部
   - D. 颈胸部
   - E. 双眼至前额

4. 佩戴燕帽正确的做法是（　）
   - A. 用发卡在帽子后面固定
   - B. 头发可梳成马尾
   - C. 前额刘海遮住眉毛
   - D. 燕帽前端距发际线2~3cm
   - E. 长发过肩

5. 佩戴护士燕帽时，短发应不超过耳下（　）
   - A. 1cm
   - B. 2cm
   - C. 3cm
   - D. 5cm
   - E. 10cm

6. 穿着护士服时说法，不正确的是（　）
   - A. 护士服应整洁美观
   - B. 袖长至腕部
   - C. 内衣可以外露
   - D. 里面不应穿戴帽子的衣服
   - E. 裙边不外露

7. 在手术室佩戴圆帽，不正确的说法是（　）
   - A. 头发全部在帽子里面
   - B. 不露发际
   - C. 前不露刘海
   - D. 不戴头饰
   - E. 帽缝在一侧

8. 儿科护士的护士服常为粉色，这样做的目的是（　）
   - A. 为了美观
   - B. 工作的需要
   - C. 考虑到儿童的心理特点
   - D. 考虑到儿科护士的心理特点
   - E. 患者喜欢

9. 戒指戴在无名指上，表明（　）
   - A. 未婚
   - B. 恋爱中
   - C. 离婚
   - D. 独身
   - E. 已结婚

10. 护士在工作岗位上可以佩戴的饰品是（　　）

　　A. 戒指　　　　　　　　B. 耳环　　　　　　　　C. 手镯

　　D. 胸表　　　　　　　　E. 胸针

11. 双方在进行贸易谈判时，目光注视范围（　　）

　　A. 关注型注视　　　　　B. 公务型注视　　　　　C. 社交型注视

　　D. 亲密型注视　　　　　E. 忽视型注视

12. 关于目光的作用，表述不正确的是（　　）

　　A. 双方怒目圆睁表示愤怒和仇恨

　　B. 目光可以显示人际间支配与被支配的地位关系

　　C. 陌生人之间目光接触不宜时间过长，否则容易让对方产生误解

　　D. 目光可以表达人际间的亲密程度

　　E. 沟通时东张西望，左顾右盼，说明对方对沟通内容非常感兴趣

二、思考题

1. 简述微笑的练习方法。

2. 简述沟通时目光交流的作用。

3. 简述着装的 TPO 原则。

4. 简述护士工作中的着装要求。

5. 简述沟通时目光注视的部位。

实训一　护士工作中的仪表礼仪

【目的】

1. 掌握护士工作发式整理的方法；护士着装的具体要求；微笑的要领及练习方法。

2. 熟悉护士工作妆的化妆步骤和方法。

【学时】

2 学时。

【实施要点】

一、准备

（一）用物准备

镜子、梳子、皮筋、头花、洗面奶、润肤霜、粉底液、眉笔、修眉刀、眼线笔、腮红、唇膏、护士服、燕帽、圆帽，发卡 2 个。

（二）环境准备

护理礼仪与形体实训室。

（三）师生准备

熟悉仪表礼仪、服饰礼仪相关理论知识。

二、教师示教

（一）护士工作发式整理

要求头发前不遮眉，侧不掩耳，后不过衣领，短发不超过耳下 3cm；长发盘于枕后戴头花。

（二）护士工作妆的化妆步骤和方法

通过教师演示或播放录像，逐步讲解：①束发；②修眉；③清洁面部；④润肤护肤；⑤打粉底；⑥画眉；⑦眼部化妆；⑧腮红；⑨涂唇膏。

（三）护士微笑练习

按照课本中介绍的方法：①练习嘴角上翘；②练习眼睛含笑。

（四）护士着装的具体要求

1. 穿护士服　大小合体，长短适宜，宽松适度，腰带平整，衣扣、袖扣全部扣整齐。

2. 戴燕帽　燕帽轻扣在头顶，戴正戴稳，高低适中，前后适宜，帽子前沿距发际线 4 ~ 5cm，帽后须用发卡固定。

3. 戴圆帽　头发全部放在圆帽内，前不露刘海，后不露发际，帽子边缘平整，圆帽缝线要放于脑后面。

三、学生回示

（一）分组练习

学生 2 人一组进行练习。

1. 护士工作发式整理。

2. 护士工作妆容修饰基本步骤和方法。

3. 护士微笑练习。

4. 女生练习穿护士服、戴燕帽；男生练习穿护士服、戴圆帽。

（二）分组展示

学生 6 ~ 8 人为一组，集体展示护士仪表礼仪。

四、师生讨论

1. 学生护士仪表礼仪是否符合规范要求？存在什么问题？

2. 护士面部表情主要构成因素有哪些？

3. 如何练习微笑？

【注意事项】

1. 练习过程中应严谨、认真；同学间互相配合，培养团队精神。

2. 礼仪展示中应面带微笑，举止优雅。

书网融合……

重点小结	微课	习题

第三章 护士的行为礼仪

PPT

学习目标

知识目标：通过本章学习，掌握站姿、坐姿、走姿、蹲姿、手姿的要点；熟悉护理工作中常见的行为礼仪，日常生活中常见的行为礼仪；了解日常行为的基本要求。

能力目标：熟练掌握站姿、坐姿、走姿、蹲姿、手姿等各种基本举止礼仪和端治疗盘、持病例夹、推治疗车、推轮椅和平车的技能。

素质目标：具有护士举止礼仪修养的自觉性，树立良好的职业形象。

情境导入

情境：在一家大型综合性医院的护理部门，我们看到李护士长正带领她的团队进行晨会。晨会通常包括评估前一天的工作情况，讨论新情况和新问题，以及分配新的任务。在会议中，李护士长特别强调了护理礼仪和职业形象的重要性，要求每位护士都以专业的态度和行为来展示护理职业的形象。

学习本章内容，请同学们完成以下任务：

1. 护理礼仪在护理工作中扮演什么角色？
2. 护理礼仪的基本原则是什么？
3. 如何培养良好的护士职业形象？

"站有站相，坐有坐相"，古人很早就对人的行为举止做过要求。随着人类文明程度的提高，温文尔雅、落落大方、举止端庄等已成为现代人的一种文明标志。在人际交往中，人的行为举止影响到他人对自己的印象和评价，也直接反映出人的内在修养。训练有素的行为举止，得体的护士风度，能彰显护士良好的素质和职业特点，并给人们留下温和、大方、仁爱、值得信赖的"白衣天使"形象。

举止也称为举动、动作、姿态，是指人们在日常活动或交往过程中所表现出的各种姿势和风度。不言而喻，一个人的行为举止好似一面镜子，能反映出他的文化蕴涵、知识水准和道德修养。良好的举止常给人以亲切、端庄和文明的印象。

护理人员肩负着救死扶伤、防病治病、全心全意为人民健康服务的重任。因此，对护理人员的举止也有其特殊的要求，除了工作认真负责外，还应具备训练有素的行为举止、得体的风度，才能彰显护士良好的素质和职业特点。

第一节 护士的基本行为礼仪

护士的基本行为是指护士在工作或人际交往中表现出的各种姿态，也称为举动、动作、仪态。常见的有站姿、坐姿、走姿、蹲姿和手姿。恰当得体的行为举止，既可以显示护理人员的素质，体现护士的修养与内涵，同时也可以表达对对方的尊重，让对方体会到一种美的感受。

一、行为的基本要求

1. 文明 举止自然大方、高雅脱俗，体现良好的文化修养。

2. 优雅 举止美观、得体适度、不卑不亢、赏心悦目，具有良好的风度。

3. 敬人 举止礼让他人，体现出对他人的尊重和友善。

二、基本行为礼仪

护理人员的基本行为礼仪是指在日常生活和工作中应遵守的站、坐、行、蹲等行为规范。下面我们逐一介绍站姿、坐姿、行姿、蹲姿、手姿的行为礼仪。

（一）站姿

站姿，又称为立姿、站相，是人在站立时呈现的姿态，是人最基本的姿势。正确的站姿能衬托出美好的气质和风度，给人以庄重、大方、精力充沛、蓬勃向上、美好而隽秀的印象。

1. 站姿的基本要求 站姿是生活中静力造型的动作，站立不仅要挺拔，而且要优美和典雅，站姿是优雅举止的基础。

基本站姿：抬头平视，颈挺直，下颌微收，嘴唇微闭，面带微笑；双肩放松，气向下压，身体有向上的感觉，双臂放松，自然下垂于体侧，虎口向前，手指自然弯曲；自然呼吸；挺胸，收腹，立腰，肩平。由于性别的差异，男女在站姿的要求上不尽相同。

女士：在基本站姿基础上，女士在站立时，应当挺胸收腹，收下颌，目视前方，双手自然下垂，叠放或相握于腹部，双脚并拢。另一种方法是双脚脚跟靠紧，脚尖分开大约相距一掌宽，呈"V"形（图3-1）。

男士：男士在站立时一般两腿分开，双脚平行站立，与肩同宽，双臂自然下垂，放于身体后侧或两侧（图3-2）；男士也可双脚并拢双臂自然下垂式站姿（图3-3）。

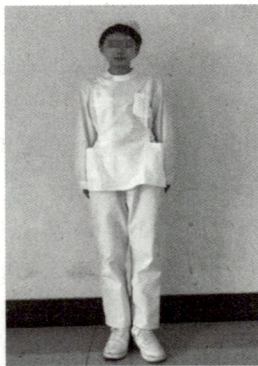

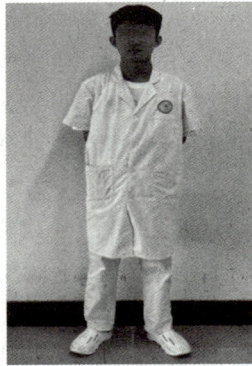

图 3-1 女士站姿　　　　图 3-2 男士站姿 1　　　　图 3-3 男士站姿 2

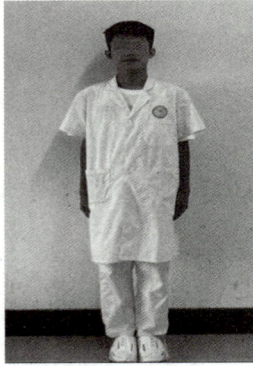

2. 常见站姿

（1）正脚位小八字步　在基本站姿的基础上，双脚呈"V"形（两脚尖张开的距离约为一拳）；脚后跟和膝部均靠紧，脚尖平齐向前；右手轻握住左手，垂放于腹部脐下 1 寸或脐上 1 寸；站立时要保持身体挺直，收腹提臀，肩膀要平，下颌微收。

（2）侧脚位丁字步　在小八字步基础上移动右脚（或）左脚跟至另一脚内侧凹部，两脚互相垂直呈"丁"字步，身体各部位要求同小八字步（图3-4）。

（3）正脚位"丁"字步　一脚呈水平位，另一脚与之垂直（脚尖向正前方），其余要求与侧位"丁"字步相同。

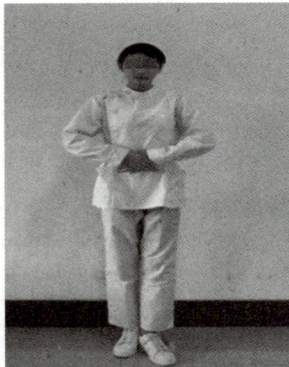

图 3-4 侧脚位丁字步

（4）手的摆放　站姿是否自然、得体、优雅，除评判躯干部分是否符合基本要求外，手的摆放位置也很重要。一般手的变化可以有以下几种。

1）双手垂握于下腹部　双臂垂直，双手平展，一手叠于另一手上，并轻握另一手四指指尖，被握之手的指尖不能超出上手的外侧缘。

2）双手相握于中腹部　双臂略弯曲，双手四指相勾并轻握，置于中腹部。重心轮流落在一只脚上，但上身仍必须挺直。脚不宜伸得太远，双腿不宜叉开过大，变换不宜过于频繁，膝部不能出现弯曲。

3）双手分别置于身体两侧　站立时两臂自然下垂，分别置于身体两侧，手指自然弯曲，中指压裤缝。

4）一臂垂于体侧，一手置于腹侧　一臂自然放松垂于体侧，手掌放松自然弯曲，另一臂自然放松屈曲置于体侧，手轻握成半拳置于腹侧，前不过身体正中线。

3. 五种不正确站姿

（1）身体歪斜　古人曾对站姿提出过"立如松"的基本要求。所以，站立时不能歪斜。若身躯明显地歪斜，如头偏、肩斜、腿曲、身歪或是膝部不直，不但直接破坏了人体的线条美，还会使自己显得颓废消沉、萎靡不振或自由懒散。

（2）弯腰驼背　这是站立时身躯歪斜的一种特殊表现。在站立时，如果弯腰驼背，除去其腰部弯曲、背部弓起之外，通常还伴有颈部弯缩、胸部凹陷、腹部凸出、臀部撅起等一些不良体态。站立时弯腰驼背往往提示一个人缺乏锻炼、无精打采，甚至健康不佳。

（3）手位不当　站立的时候，必须注意以正确的手位去配合站姿。在站立时手位不当，会破坏站姿的整体效果。常见的手位不当主要表现在：一是双手抱在脑后；二是用手托着下巴；三是双手抱在胸前；四是把肘部支在某处；五是双手叉腰；六是将手插在衣服或裤子口袋里。

（4）脚位不当　在正常情况下，"V"字步、"丁"字步或平行步均可采用，但要避免"人"字步和"蹬踩式"。"人"字步即俗称的"内八字"；"蹬踩式"指的是在一只脚站在地上的同时，把另一只脚踩在鞋帮上，或是踏在其他物体上。

（5）半坐半立　在正式场合，必须注意坐立有别，该站的时候就要站，该坐的时候就要坐。在站立之际，绝不可以为了贪图舒服而擅自采用半坐半立之姿。当一个人半坐半立时，不但样子不好看，还会显得过分随便。

（二）坐姿

坐姿指人就座至坐定后身体所表现的姿势，是一种静态的姿势，相对于站而言，是一种放松，但也不能过于随便。端庄的坐姿，不仅能给人以沉着、稳重、冷静的感觉，而且是展现良好气质的重要形式。我国古代用"坐如钟"来形容良好的坐姿。

1. 坐姿基本要求　端庄、大方、优雅。

（1）臀位　只坐椅面 1/2 ~ 2/3。

（2）头部　头正、颈直，下颌微收，面带微笑，两眼平视前方。

（3）肩部　两肩平齐，外展放松。

（4）上身　腰背挺直，躯干与大腿呈 90°。

（5）双手　掌心向下，叠放于大腿上或放在身前桌子上；男士可将双脚分开与肩同宽。

（6）双脚　双脚平放于地面，足尖向前。

由于性别的差异，男女在站姿的要求上不尽相同。

女士坐姿：坐定后人体重心垂直向下，腰部挺直，双肩平正，上身正直。臀部不应坐满座位大体占据椅面的 1/2～2/3 的位置。入座后双脚并齐，双膝靠拢或微微分开，可视情况向一侧倾斜；两臂自然弯曲，两手心向下，双手交叉，叠放于大腿上、椅子扶手上或桌面上。坐定后的姿势应端庄优美，自然舒展（图 3-8）。

男士坐姿：双眼平视，上身正直上挺，双肩正平，两腿可略分开，但不宜超过肩宽，小腿垂直落于地面，两手放在两腿接近膝盖的部位或扶手上（图 3-9）。

2. 常见坐姿

（1）正襟危坐式　最基本的坐姿，适用于最正规的场合。要求：上身与大腿，大腿与小腿皆成直角，小腿垂直于地面，双脚并拢。

（2）垂腿开膝式　适用于男性。要求：上身与大腿，大腿与小腿皆成直角，小腿垂直于地面。双膝分开，不得超过肩宽。

（3）双腿叠放式　适合穿短裙女士使用。要求：双脚一上一下交叠在一起，交叠后的两腿之间没有缝隙，如一条直线。双腿斜放于左右一侧，斜放后的腿部与地面成 45°夹角。叠放在上面的脚尖垂向地面。

（4）双腿斜放式　适合穿裙子的女士在较低处就座时使用。要求：双膝先并拢，然后双脚向左或向右斜放，最好斜放后的腿部与地面成 45°。

（5）双脚交叉式　适用于男女各种场合。要求：双膝要并拢，然后双脚在踝部交叉。交叉后的双脚可以内收，也可以斜放，但不宜向前方直伸。

（6）前伸后屈式　适用于女士。要求：大腿并拢之后，向前伸出一条腿。并将另一条腿屈后，两脚脚掌着地，双脚保持在同一直线上。

（7）大腿叠放式　适用于男士非正式场合。要求：两大腿叠放在一起，叠放后位于下方的一条腿垂直于地面，脚掌着地。位于上方的另一条腿的小腿向内收，脚尖向下。

3. 不同场合坐姿要求

（1）正式场合　在较为正式的场合，有尊者在座时，通常坐下之后不应坐满座位，更不能身体靠着座位的背部，大体占据座位 2/3 的位置即可。上身挺直，头部端正，目视前方或面对交谈对象，双腿应并拢。男士就座后双腿可张开一些，但不应宽于其肩（图 3-5）。女士就座后，特别是身穿短裙时，务必要并拢大腿，面对患者更应这样（图 3-6）。

（2）非正式场合　坐定之后可采用双腿斜放。双腿斜放即双腿与地面构成 45°夹角或者两脚前后放之（图 3-7）。

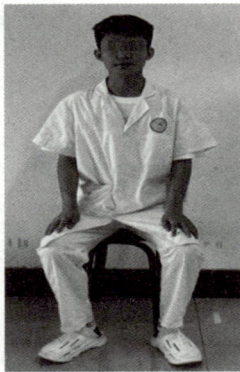

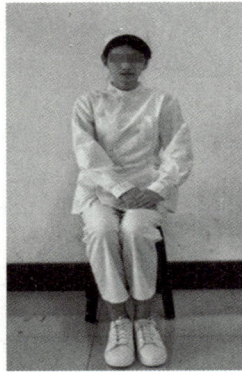

图 3-5　男士坐姿　　　　　图 3-6　女士坐姿　　　　　图 3-7　女士非正式场合坐姿

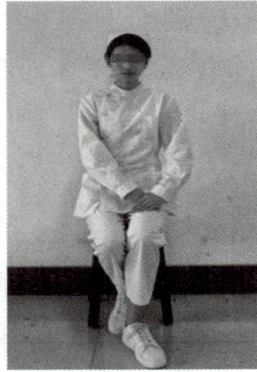

4. 禁忌坐姿

（1）入座后自由懒散，仰头靠在椅背上，摇头晃脑。

（2）身体前倾、后仰、歪向一侧，或依靠在扶手上面，趴在桌子上或用肘部支撑在桌子上。

（3）双腿叉开过大，跷二郎腿，或把腿抬高放在其他高处。

5. 就座与离座 就座即走向座位直至坐下这一过程，离座就是指采取坐姿的人要起身离开座位的过程。在社交中要明确就座与离座的礼仪，掌握各个环节的礼仪规范。

（1）就座顺序 与他人一起入座时，一定要讲究先后顺序，礼让尊长，即请位尊者先入座，平辈之间或亲友之间可同时入座。无论什么情况下都不要抢先就座。

（2）就座方位 无论是从正面、侧面还是背面走向座位，通常都讲究从左侧走向自己的座位，从左侧离开自己的座位，简称为"左进左出"，是在正式场合一定要遵守的就座规则。如果与他人同时就座，应当注意座位的尊卑，并要主动将上座相让他人。

（3）就座得体 就座时，应转身背对座位。如果距座位较远，可以右脚后移半步，待腿部接触座位边缘后，再轻轻坐下。着裙装或工作服时，一般应先用双手抚平裙摆，再随后坐下。

6. 优雅坐姿的训练方法 可分为就座训练、坐姿训练、离座训练。

（1）就座训练 面对镜子练习，从座位左侧入座，走到座位前，将右脚后移半步，待腿部接触到座位边缘，再轻轻坐下。

（2）坐姿训练 就座后，保持上身直立端正，双脚平放于地面，双腿斜放式，或前伸后屈式，足尖向前，双手掌心向下，叠放于大腿上；男士可将双腿分开与肩同宽，将双手掌心向下放于两膝上。

（3）离座训练 离座起身时，右腿后退半步身体直立站起，从左侧离座。

（三）行姿

行姿又叫走姿，是指人们在行走过程中所呈现的姿态，体现了人的动态美和风貌。护士巡视病房或到病房进行治疗时，应做到步履轻稳，如在病房遇到紧急情况时，沉稳地加快步伐，表现出"急患者所急"的工作作风，使工作井然有序，忙而不乱，增加患者的安全感。

1. 行姿基本要求 轻盈、匀速、灵敏、稳重、大方。行姿是以站立姿态为基础，脚尖朝向正前方，两手自然摆动，幅度不宜过大，行走时注意保持身体平稳，步履轻快有序，步幅稳健。

（1）身体正直，昂首阔步 行走时面朝前方，头部端正，双眼平视，挺胸收腹，直腰。

（2）起步前倾，重心在前 迈步时，身体稍向前倾将重心落在反复交替移动的脚掌上，身体就会随之向前移动。当前脚落地、后脚离地时，膝盖一定要伸直，踏下脚时再稍微松弛，并使重心前移，这样才能走出优美的步态。

（3）脚尖前伸，步幅适中 行走中，保持脚尖向前，避免出现"内八字"或"外八字"步态。步幅均匀，前后脚之间的距离约一脚之长，要保持一致，有节奏感。

（4）自始至终，直线行走 行走时，两脚始终交替走直线。

（5）双肩平衡，两臂摆动 行走时，双肩、双臂不可过于呆板，双肩应当平稳，两臂自然摆动前摆35°，后摆15°，掌心向内。

（6）全身协调，匀速行进 行走时，速度相对均匀，有节奏感，全身各部位的举止要相互协调、配合，表现得轻松自然，和谐优美。

2. 不同场所行姿要求

（1）走进会场、走向话筒、迎向宾客，步伐要稳健、大方。

（2）参观展览、探望患者，脚步应轻而柔，不要出声响。

（3）参加吊丧活动，步态要缓慢、沉重，以表达悲哀的情绪。

（4）在与他人告辞时，可采用后退法，以表示对在场的其他人的敬意。

（5）在楼道、走廊等道路狭窄处为了表示对他人"礼让三分"，应当采用侧行步。

（6）在工作中，步伐要快捷、稳重，以体现效率、干练。

3. 禁忌行姿

（1）禁忌多人并排挽手行走或慌乱奔跑。

（2）禁忌行走的过程中瞻前顾后，重心不稳，弯腰驼背，背手，抱肘，叉腰。

（3）禁忌在公共场所穿高跟鞋或响底鞋，行走声音过大。

（4）避免"外八字"或"内八字"步态。

4. 行姿的训练方法
可随着音乐节拍练习直线行走，将书放于头顶，保持行走时头正、颈直，练习行走的稳定性。注意纠正双肩过于僵硬、双肩左右摆动的幅度不可过大，检查自己动作是否协调、步位及步幅是否正确。

（四）蹲姿

蹲姿是指人在下蹲时出现的姿势。常用于拾起掉落在地上的物品，护士在帮助患者整理床单元和储物柜等时也需要用到这一姿势。一般人认为"蹲"这个动作是不雅观的，所以在做蹲姿时，一定要做到迅速、美观、大方。

1. 蹲姿基本要求
下蹲时将两脚前后分开，左小腿向前垂直于地面，全脚掌着地，右脚在后脚尖着地，脚跟抬起，两腿靠紧屈膝下蹲，左膝高于右膝，身体重心向下，双手重叠于左侧膝盖上，上身挺直，面带微笑。女性两腿应靠紧，男性两腿可适度分开（图3-8）。

在工作中俯身拾物时，在基本蹲姿基础上，一手从身后将护士服由上至下理平整，屈膝下蹲，身体略向前倾，伸手拾取物品（图3-9）。

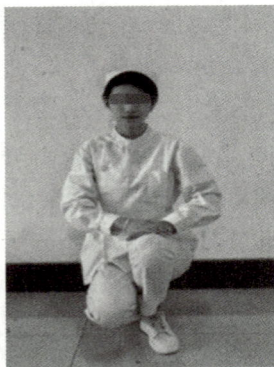

图3-8　女士蹲姿

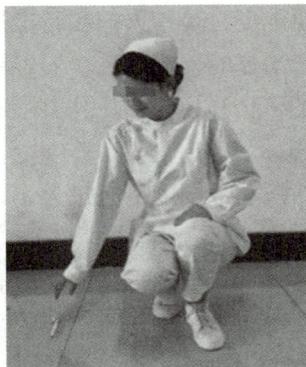

图3-9　下蹲拾物

2. 禁忌蹲姿

（1）不应面对他人下蹲，这样做会使他人不便。

（2）背对他人则表现出他人不够尊重。

（3）双腿平行叉开，臀部撅起，像上洗手间姿势等这些不雅观的姿势。

3. 蹲姿的训练方法
在站姿的基础上，双手理顺裙摆，右脚后退半步与左脚形成大"丁"字形，下蹲时两脚靠紧，右脚掌着地，小腿与地面垂直，左脚跟提起，脚尖着地，微微屈膝，身体重心向下，直下腰拿取物品。起立时挺胸收腹，右脚与左脚形成"V"形。

（五）手姿

手姿又叫手势，是人们通过双手做动作向他人表达思想的一种方式。手势是体态语中最丰富、最具有表现力的一种举止。人际交往中，恰当地运用手势语有助于思想情感的表达，加强沟通效果。

1. 基本手姿

（1）垂放　双手自然下垂放于身体两侧，表现出轻松自然、平静的状态。

（2）背手　双手在身后相握，同时昂首挺胸，既可显示权威，又可镇定自己。

（3）持物　在拿物品时应根据物品的大小轻重，做到持物时稳妥、到位、自然。

（4）指示　用于引导他人方向的手势。在向他人做出指示手势时应注重礼貌，要表现出诚恳谦逊。其正确做法是将一手五指并拢掌心向上，手臂抬至一定高度向他人指出所需提示的方向，另一手背于身后。

（5）鼓掌　用来表示欢迎、支持、祝贺的一种手势，将右手掌心朝下，有节奏的拍击左手。

（6）夸奖　用来表扬他人的一种手势，将拇指翘起，指尖向上，指腹面向被称赞者（图3-10）。

2. 常见手势语

（1）握手　是一种表示友好的交流方式。握手时，与对方保持一定距离，上身稍向前倾，两足立正，伸出右手，四肢并拢，虎口相交，握住对方的手。

（2）挥手　举起手并左右摆动，用于向远处的人告别或向众人致意。由于地区和习惯的差异，挥手的方式方法也有不同。如欧洲人在打招呼时，习惯举臂，手在腕部上下挥动，类似篮球运动员拍球。北美人不论向别人打招呼还是告别，或者引起他人注意，他们都是举臂，张开手来回摆动，而在欧洲多数地方，挥手表示"不"。

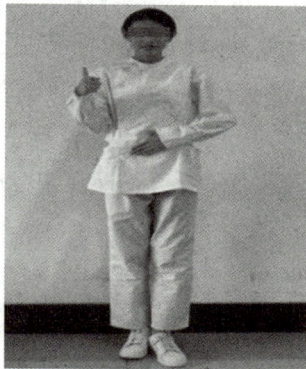

图3-10　手势夸奖

（3）招手　呼喊别人引起他人注意时，可向别人招手示意。在美国，召唤别人最常用的手势是举手并竖起拇指指到头部，也可以掌心朝向自己的脸，伸出示指向内屈伸。但是在澳大利亚和印度尼西亚等地，这种向内屈伸示指的动作只用于召唤动物，如用于召唤人是一种很不礼貌的手势。

（4）"V"形手势　常用于表达胜利、成功的手势。手心对外，将示指和中指竖起分开，形成"V"形。在英国，如果你伸出示指和中指朝向自己的脸，就是侮辱、嘲弄的意思。

（5）"OK"手势　常用于表示"同意""顺利""很好"的意思。示指与拇指相接成环形，其余三指伸直。然而，在法国南部，希腊等地，这个手势则表示"劣质品""毫无价值"或"零"，还表示一句无声而恶毒的话。在日本，这个手势的意思是"钱"，拇指和示指构成的环形构成硬币的样子。在巴西、俄罗斯和德国，这象征人体上非常隐蔽的孔。因此在国外，要慎用"OK"手势。

以上都是大家熟悉常用的手势，但是在不同国家、不同地区手势有不同的含义，要注意区别应用。

3. 禁忌手姿

（1）易于误解的手姿　容易被他人误解的手势有两种：一是个人习惯，但不通用、不为他人理解；二是因为文化背景不同，有些手势被赋予了不同含义。比如，伸起右臂，右手掌心向前，拇指与示指合成圆圈，其余手指伸直，这一手势，在英国、美国表示"OK"，在日本表示钱，在拉美则表示下流，不了解的人就很容易产生误会。

（2）不卫生的手姿　在他人面前搔头皮、掏耳朵、挖眼屎、抠鼻孔、剔牙齿、抓痒痒、摸脚丫等这样一些手势，都极不卫生，令人厌恶。

（3）不稳重的手姿　在大庭广众之下，双手乱动、乱摸、乱举、乱扶、乱放，或是咬指甲、折衣角、抬胳膊、抱大腿等手姿，也是应当禁止的手姿。

（4）失敬于人的手姿 掌心向下挥动手臂，勾动示指或拇指或其他四指招呼别人，用示指指他人，都是失敬于人的手姿。其中用示指指他人，即伸出一只手臂，示指指向他人，其余四指握拢这一手姿，因有指斥、教训之意，尤为失礼。

知识链接

"V" 手势的来历

1940 年，德国法西斯入侵西欧各国，一个比利时人维克多·德拉维利每天利用电台进行短波广播，号召同胞们奋起抗击德国侵略军。他在广播里号召人们到处书写"V"字，以表示对最后胜利的坚定信心。几天之内，在比利时首都布鲁塞尔和其他城市的大街小巷都出现了"V"字，大大鼓舞了比利时人民的斗志。而以"V"作为招牌动作并将其发扬光大的，是二战期间的英国首相丘吉尔。有一次，他在举行记者招待会时，地面上突然警报声大作，丘吉尔闻声举起右手，用示指和中指同时按住作战地图上的两个德国城市大声地对与会记者说："请相信，我们会反击的。"这时，一名记者发问："首相先生，有把握吗？"丘吉尔转过身，将按在地图上的两指指向天花板，情绪激动地大声回答："一定胜利！"从此这一手势便在世界迅速流行开来。在英国，反"V"字手是侮辱对手的意思。自这件事后，正"V"字传遍世界。英国首相丘吉尔高高举起"V"字，鼓舞民心。

第二节 护理工作中的行为礼仪

一、端治疗盘

治疗盘是护理操作中常备物品，端治疗盘要求做到平稳、节力、优美。

（一）方法

身体站直，双眼平视，挺胸收腹，双手握于治疗盘两侧，双手握托住治疗盘 1/3 或 1/2 处，拇指扶住治疗盘中间的两侧，其余四指托住治疗盘的底部，与手臂一起用力，双肘关节呈 90°靠近腰部，治疗盘距离胸前 5cm。重心保持在上臂（图 3 – 11）。取放和行进都要平稳，不触及护士服。

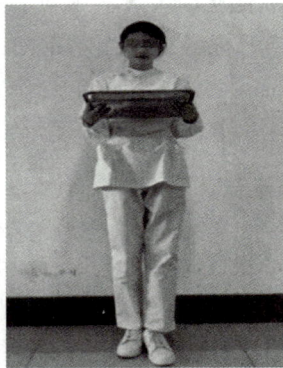

图 3 – 11 端治疗盘

（二）禁忌

1. 拇指接触治疗盘内无菌物品。
2. 治疗盘触及工作服。
3. 端治疗盘进病房时用脚踢开门。

二、持病例夹

病历是患者住院期间非常重要的医疗护理记录，医护人员与病历夹的接触最为紧密。规范持病历夹不仅反映出医护人员严谨的工作态度，也体现了医护工作者对医疗文件的重视。

（一）方法

1. 站立阅读、书写病历 在保持基本站姿的基础上，将病历夹放在左手前臂上，手臂外展握住病历，上臂靠近躯干，右手可翻阅或书写（图 3 – 12）。

2. 行走中手持病历   在行姿基础上，一手握住病历夹中部，床号向内放于侧腰部，另一手自然下垂；或一手握住病历夹 1/2 屈肘放于胸前，另一手自然下垂。

（二）禁忌

1. 将病历夹遗留在病房，随意乱放，记录完未及时放回病历架。
2. 拎起病历夹随意走动。
3. 持病历夹时用脚踢开门。

三、推治疗车

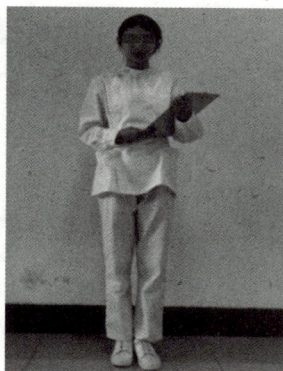

图 3 – 12   持病例夹

治疗车是护理工作中必不可少的用物，使用时保持车速适中，平稳、安全。

（一）方法

推车时站在治疗车后与治疗车保持一定距离，双手扶住车缘两侧，双臂均匀用力把握方向，躯干略向前倾。重心落在双手前臂，抬头挺胸，步伐均匀速度适中，使用时停放平稳（图 3 – 13）。

（二）禁忌

1. 推车噪音过大，影响患者休息治疗。
2. 推车车速过快，物品跌落。
3. 将治疗车放于身后，用手拖行。
4. 推治疗车进病房时用治疗车直接撞开房门。

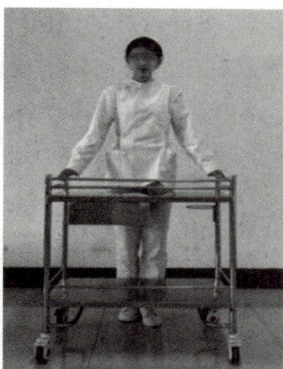

图 3 – 13   推治疗车

四、推轮椅

轮椅在临床上主要用于护送不能行走但能坐起的患者入院、出院、检查、治疗或室外活动。护理人员在使用轮椅时，必须确保患者的舒适与安全。

（一）方法

1. 双手扶住车缘两侧，身体略向前倾。
2. 手臂在身体两侧，自然弯曲勿伸直。
3. 双臂均匀用力，把稳方向，重心集中于前臂。
4. 步伐略小，并沿一条直线向前推进，匀速行进，停放平稳。

（二）禁忌

1. 用车撞门。
2. 上下坡、转弯时速度太快。
3. 推轮椅速度太快，患者从轮椅上摔落。

五、推平车

平车在临床上主要用于运送病情重、不能坐起的患者的出入院、转院、检查、治疗、手术。护理人员在使用平车时，必须确保患者的舒适与安全。

（一）方法

护士站在患者头侧，平稳、直线推行，保护患者防止坠落。

（二）禁忌

1. 推车中护士站于患者足侧，不能密切观察病情。

2. 推车中车速太快。

3. 上、下坡时，患者头部处于低处。

4. 进出门时未先将门打开，直接用车撞门，造成患者震动及损坏建筑物。

六、陪同引导

工作中护士经常有机会陪同引导患者一同行进。在陪同行进时应注意以下几点。

1. 自身所处的位置   双方平行前进时，引导者应该位于被引导者的左侧。若双方单行前进时，引导者应该位于左前方约1m。当被引导者不熟悉前方环境时，一般不应让其先行或在外侧行走。

2. 引导行进的速度   在引导患者前行时，速度应该保持与被引导者同步，特别是老年和虚弱患者更应注意。忌时快时慢，以免患者产生不安全感和不被尊重的感觉。

3. 注意关照和提醒   陪同行进过程中，应以被陪伴者为中心，在照明欠佳、转弯及上下楼梯时，应随时提醒患者并给予适当的照顾，防止其跌倒受伤。

七、上下楼梯

在陪同引导患者行进中，可能会遇见楼梯，为保证患者安全，在上下楼梯时要注意以下几点。

1. 走专门指定的楼梯   为了方便患者行进，一些医院有专门指定患者上下的楼梯，物品的运送也有专门指定的楼梯，避免货物与患者发生碰撞。

2. 减少在楼梯处的停留   行进中尽量避免在楼梯上停止行走、休息或站在楼梯处与人聊天，以免引起楼梯通道的阻塞。

3. 坚持"右下右上"原则   上下楼梯时不准并排行走，应当自右侧上下，以保持楼梯的通畅。

4. 礼让服务对象   上下楼梯时，护士应该礼让对方先行，不要抢行。在陪同引导患者上下楼梯时应先行在前。在上下楼梯过程中，有急事也不可推挤他人或在人多的楼梯上快速奔跑。

八、出入病房

在医院环境中，为了不打搅和尊重他人，进出病房过程中要注意以下几点。

1. 进入病房前先通报   护士进入患者病房前，应先叩门向房内的患者进行通报，不能贸然进入，以免惊扰他人。

2. 用手开关房门   在进出患者房门时，护士应该用手轻拉、开、关房门，不可用身体的任何部位如肘或背推门、脚踢门、膝顶门等。

3. 进出房门要面向他人   房间内有人时护士进出房门应面向对方，切勿反身关门或背向他人。

4. 后入后出   与他人同时出入时，为了尊重别人，护士应后入后出。

九、搀扶帮助

在医院环境里，如遇见身体虚弱的患者，为保证患者的安全，作为医护人员，应该主动给予关心和照顾。护士对患者进行搀扶帮助时要注意以下几点。

1. 评估患者身体情况　在搀扶患者前护士要评估患者的身体情况，以决定采取何种搀扶的方法既节省体力，又保证患者安全。

2. 尊重患者的意愿　在搀扶前护士需征得患者的同意，以免伤害患者的自尊心。

3. 采取正确的方法　搀扶的手法是以一只手臂穿过对方的腋下，架着其胳臂，再以另一只手扶在其前臂上共同行进。

4. 行进的速度要合适　护士搀扶患者行进时，注意步伐不宜过快，应与患者保持一致，否则会使患者感觉不舒适或缺乏安全感。

护士的工作是平凡而伟大的，护士在日常工作中同患者接触的机会最多，时间最长。护士的一言一行、一举一动可以反映出一个人、一个民族、一个国家的道德、文化素养和精神风貌，尤其在护理工作中，护士的行为举止更为重要，它不仅代表护士本身的素质，更重要的是关系到整个医院的医德医风、院风院貌，同时直接影响到护患间的合作，患者的康复。护理工作中优雅、规范的举止不但体现出护士优良的职业素质，还能给人以美的感受，培养良好的行为举止已成为护理人员职业素质不可缺少的重要内容。

目标检测

答案解析

一、选择题

1. 基本站姿中有一个要领是"挺"，对于做到"挺"的要求描述不正确的是（　　）

    A. 头扬　　　　　　　　　B. 颈直　　　　　　　　　C. 肩夹

    D. 背挺　　　　　　　　　E. 肩正

2. 站立时，手的摆放位置很重要，以下做法不正确的是（　　）

    A. 双手垂握于下腹部　　　　　　　　B. 双手相握于中腹部

    C. 一臂垂于体侧，一手置于腹侧　　　D. 双臂交握叉于胸前

    E. 双手垂放于身体两侧

3. 在基本站姿训练中的靠墙法中，应当和墙壁紧密接触的部位是（　　）

    A. 后脑和肩　　　　　　B. 后脑、肩、臀和足尖　　C. 后脑和臀、足尖

    D. 肩、臀和足尖　　　　E. 后脑和臀

4. 护士站姿应自然、优雅，下列做法中应避免的是（　　）

    A. 挺胸、收腹，目视前方　　　　　B. 双腿内收，呈内八

    C. 双手相握于腹部　　　　　　　　D. 双脚并拢

    E. 双脚呈现"丁"字形

5. 关于坐姿中，腿部不雅的动作是（　　）

    A. 勾脚尖　　　　　　　　　　　　B. 双手自然垂放

    C. 双脚靠拢　　　　　　　　　　　D. 腿跟并拢脚尖呈"V"形

    E. 双腿斜放即双腿与地面构成45°夹角

6. 坐姿是一种静态的姿势，相对于站姿而言，可以适当放松，但不能随便。下列不符合正确坐姿要求的是（　　）

    A. 上身挺直，头部端正，目视前方　　B. 双手掌心向下，叠放于大腿之上

    C. 脚尖对向正前方或侧前方　　　　　D. 身体自然的依靠在座位的靠背

    E. 双膝靠拢或微分开

7. 坐姿端庄，不仅给人以文雅、稳重、冷静、沉着的感觉，而且也是展现自我气质良好的重要形式。因此不应该（　　）

 A. 臀部坐满座位

 B. 双膝靠拢或微分开

 C. 双脚并齐

 D. 双手分别放在座位两侧的扶手上

 E. 通常坐下之后不应坐满座位，大体占据座位 2/3 的位置即可

8. 在上下楼梯时，应坚持的原则是（　　）

 A. 左上左下   B. 左上右下   C. 右上右下

 D. 右上左下   E. 任何方向

9. 护士在抢救患者时，应采取的行姿为（　　）

 A. 行步   B. 快行步   C. 跑步

 D. 小跑步   E. 慢步走

10. 在常见手势语中，最普遍的表示友好礼节的手势是（　　）

 A. 握手   B. 挥手   C. "V" 形手势

 D. "OK" 手势   E. 招手

11. 蹲姿是护士常用姿势之一，下面情况下不应采取蹲姿的是（　　）

 A. 在换衣间系鞋带   B. 整理物柜   C. 在患者正前方捡拾物品

 D. 为患者整理床头柜   E. 整理床单位

12. 护士在推治疗车时，其重心应当集中于（　　）

 A. 下肢   B. 前臂   C. 脚

 D. 手   E. 治疗车

13. 下面对护士端治疗盘的姿势描述中，不正确的是（　　）

 A. 身体站直，挺胸收腹   B. 肘关节呈 90°   C. 治疗盘紧贴身体

 D. 不乱抖动   E. 双手握托住治疗盘 1/3 或 1/2 处

二、思考题

1. 常见的坐姿有哪些？

2. 护理人员的蹲姿有哪些？

3. 简述正确端治疗盘的姿势。

实训二　护士基本行为礼仪

【目的】

1. 掌握一些基本行为礼仪，如站姿、坐姿、蹲姿、走姿、手姿。

2. 熟悉日常基本行为礼仪的注意事项及禁忌。

【学时】

1 学时。

【实施要点】

一、准备

（一）用物准备

凳子、书。

（二）环境准备

护理礼仪与形体实训室。

（三）师生准备

着装规范，熟悉相关理论知识。

二、教师示教

（一）站姿

基本站姿为抬头，颈挺直，下颌微收，嘴唇微闭，双目平视前方，面带微笑；双肩放松，气向下压，身体有向上的感觉，自然呼吸；挺胸，收腹，立腰，肩平；双臂放松，自然下垂于体侧，虎口向前，手指自然弯曲。

1. 正脚位小八字步　在基本站姿的基础上，再取双脚呈"V"形（两脚尖张开的距离45°~60°，约为一拳）；脚后跟和膝部均靠紧，脚尖平齐向前；右手握住左手，右手示指微微翘起，垂放于腹部脐下1寸或脐上1寸；站立时要保持身体挺直，收腹提臀，肩膀要平，下颌微收。

2. 侧脚位丁字步　在小八字步基础上移动右脚（或）左脚跟至另一脚内侧凹部，两脚互相垂直呈"丁"字步，身体各部位要求同小八字步。

3. 正脚位丁字步　一脚呈水平位，另一脚与之垂直（脚尖向正前方），其余要求与侧位丁字步相同。

（二）坐姿

1. 正式场合坐姿　在较为正式的场合，有尊者在座时，通常坐下之后不应坐满座位，更不能身体靠着座位的背部，大体占据座位2/3的位置即可。上身挺直，头部端正，目视前方或面对交谈对象，双腿应并拢。男士就座后双腿可张开一些，但不应宽于其肩。女士就座后，特别是身穿短裙时，务必要并拢大腿，面对患者更应这样。

2. 非正式场合坐姿　坐定之后可采用双腿斜放式和前伸后屈式。双腿斜放即双腿与地面构成45°夹角。前伸后屈式双脚自然下垂，脚尖面对正前方，双脚一前一后。

（三）行姿

行姿是以站立姿态为基础，脚尖朝向正前方，两手自然拍动，幅度不宜过大，行走时注意保持身体平稳，步履轻快有序，步幅稳健。行姿的训练方法可随着音乐节拍练习直线行走，将书放于头顶，保持行走时头正、颈直，练习行走的稳定性。注意纠正双肩过于僵硬、双肩左右摆动的毛病时，检查自己动作是否协调、步位及步幅是否正确。

（四）蹲姿

下蹲时将四脚前后分开，两腿靠紧屈膝下蹲，身体重心向下，左小腿向前垂直于地面，全脚掌着地，右脚前脚掌着地，脚跟抬起，左膝高于右膝，臀部向下，双手重叠于左侧膝盖上，上身挺直，面带微笑。

在工作中俯身拾物时，在基本蹲姿基础上，一手从后身将护士服由上至下理顺，屈膝下蹲，身体略向前倾，伸手拾取物品。

（五）基本手姿

1. 垂放　双手自然下垂放于身体两侧，表现出轻松自然、平静的状态。

2. 背手　双手在身后相握，同时昂首挺胸，既可显示权威又可镇定自己。

3. 持物　在拿物品时应根据物品的性质价值，做到持物时稳妥、到位、自然。

4. 指示　用于引导他人方向的手势。在向他人做出指示手势时应注重礼貌，要表现出诚恳谦逊。其正确做法是将一手五指并拢掌心向上，手臂抬至一定高度向他人指出所需提示的方向，另一手背于身后。

5. 鼓掌　用来表达欢迎、支持、祝贺的一种手势，将右手掌心朝下，有节奏的拍击左手。

6. 夸奖　用来表扬突然的一种手势，将拇指翘起，指尖向上，指腹面向被称赞者。

三、学生回示

（一）每位学生逐一练习以下内容

1. 站姿。

2. 坐姿。

3. 走姿。

4. 蹲姿。

5. 手姿。

（二）分组展示

学生 6 ~ 8 人为一组，集体展示以上内容。

四、师生讨论

1. 女士在训练站姿时为何不能像男士一样两腿分开与肩同宽，双脚平行站立？

2. 下蹲时如何做到稳重大方？

【注意事项】

1. 在训练蹲姿时，勿出现双腿平行交叉，臀部撅起等姿势，这些姿势极为不雅。

2. 在各种手姿中，勿用示指指向他人，其余四指握拢这一手姿，因为这种手姿有指斥、教训之意，为不礼貌手姿。

实训三　护士工作行为礼仪

【目的】

1. 掌握端治疗盘、持病例夹、推治疗车、推轮椅、推平车的行为礼仪。

2. 熟悉护理工作中常见的行为礼仪的注意事项及禁忌。

【学时】

1 学时。

【实施要点】

一、准备

（一）用物准备

治疗盘、病历夹、治疗车、轮椅、平车。

（二）环境准备

护理礼仪与形体实训室。

（三）师生准备

着装规范，熟悉相关理论知识。

二、教师示教

（一）端治疗盘

双手握托住治疗盘 1/3 或 1/2 处，双肘关节呈 90°靠近腰部，治疗盘距离胸前 5cm，重心保持在上臂。

（二）持病例夹

1. 站立时持病例夹　在保持基本站姿的基础上，将病例夹放在左手前臂上，手臂外展握住病例，上臂靠近躯干，右手可翻阅或书写。

2. 行走中持病例夹　在行姿的基础上，一手握住病例夹 1/2 屈肘放于胸前，另一手自然下垂，或者一手握住病例夹中部，床号向内放于侧腰部，另一手自然下垂。

（三）推治疗车

推车时站在治疗车后与治疗车保持 30cm 距离，双手扶住车缘两侧，双臂均匀用力把握方向，躯干略向前倾。重心落在双手前臂，抬头挺胸，步伐均匀速度适中，使用时停放平稳。

（四）推轮椅

1. 双手扶住车缘两侧，身体略向前倾。
2. 手臂在身体两侧，自然弯曲勿伸直。
3. 双臂均匀用力，把稳方向，重心集中于前臂。
4. 步伐略小，并沿一条直线向前推进，匀速行进，停放平稳。

（五）推平车

护士站在患者头侧，平稳、直线推行，保护患者防止坠落。

三、学生回示

（一）每位学生逐一练习以下内容

1. 端治疗盘。
2. 持病例夹。
3. 推治疗车。
4. 推轮椅。
5. 推平车。

（二）分组展示

学生 6～8 人为一组，集体展示以上内容。

四、师生讨论

1. 推治疗车时，怎么推既合理又美观？
2. 推平车时，人站在平车的哪个位置更合理？

【注意事项】

1. 端治疗盘时，拇指勿接触治疗盘内。
2. 端治疗盘时，如要开门可用肘部轻轻将门推开，切不可用脚踢开。

书网融合……

重点小结　　　　微课　　　　习题

第四章 护士的交往礼仪

PPT

学习目标

知识目标：通过本章的学习，掌握称谓的方式，自我介绍的类型、介绍他人的顺序，握手时伸手的原则，拨打电话的礼仪；熟悉称谓的避讳；了解握手的禁忌及与患者交往的基本原则。

能力目标：能运用所掌握的基本交往礼仪与患者、同事友好交往。

素质目标：培养良好的交往能力，提升自身的职业素养。

护士交往礼仪是指护士在工作和社会活动中，与他人交往时应遵循的行为规范和准则。护士交往礼仪是护士职业形象的重要组成部分，学习和遵守交往礼仪的基本规范和原则，有利于护士提高自身交往能力，建立良好人际关系，为患者提供优质护理服务打下良好基础。

第一节　护士的基本交往礼仪

情境导入

情境：护士小李，是消化内科病区新入职的护士。来科室报到的第一天，为了给同事们留下良好的第一印象，小李提前做了充分的准备。

学习本节内容，请同学们完成以下任务：

1. 小李应该如何进行自我介绍？

2. 自我介绍过程中，应注意哪些礼仪规范？

在日常生活中，良好的人际关系是从规范友好的基本交往礼仪开始的。掌握基本的交往礼仪是每一个社会成员都应具备的素质。

一、见面礼仪

见面礼仪是指在与他人见面时，为了表示尊重和友好而采取的一系列行为规范和仪式。见面礼仪是人际交往的开始，是交往对象彼此留下良好第一印象的关键。得体的称谓，恰当的介绍都能对以后的交往产生积极的影响。

（一）称谓

称谓，指人们由于亲属、职业、身份、性别或其他特点而采用的称呼方式。正确而恰当的称谓，既反映自身的修养，又体现对他人的尊重，有助于增强人与人之间的沟通和理解，增进彼此的友好和尊重。

1. 称谓的方式

（1）泛尊称　即通用称谓，指广泛适用的、不拘泥于特定对象或关系的尊称。常用的泛尊称有"先生""女士""夫人""小姐""太太"等。在社会交往中，不知道对方姓名及其他情况（如职务、职称、行业）时可采用泛尊称。

（2）职业称谓 是用其从事的职业工种作为称谓，如"张医生""王律师""李老师"等。

（3）职务称谓 是根据个人的职位、职务来称呼的一种方式，如"赵院长""周校长""吴局长"等。正确的职务称谓有助于维护职场秩序，提高沟通效率，还能体现对他人的礼貌和尊重。

（4）职称称谓 是对从事某种职业的人根据其专业技能和工作经验所给予的称谓，如"张教授""郑研究员"等。

（5）姓名称谓 是用姓名来称呼对方，在某些情境下，可用对方姓名作为称呼，也可在姓前加"老、大、小"，如"老张""小王"；或在姓后加"老"，例如"谢老"，一般用于比自己年长且德高望重者。

（6）亲属称谓 在与非亲属人士交往中，有时与对方用亲属称谓称呼，如"王叔叔""陈阿姨""冯哥""杨姐"等，能给人亲切、热情、敬重之感，尤其在非正式场合的民间交往中，能使人倍感亲切，缩短人与人之间的心理距离。

2. 称谓的避讳

（1）无称谓 没有任何称谓直接与对方交谈是不礼貌的行为，容易引起对方误会和不满，应注意避免。

（2）谨慎替代 替代性称谓是在特定情境下，为避免直接称呼某人的名字或其他常规称谓，所使用的替代性词语或表达方式。替代性称谓的使用应根据具体情境和关系来决定，避免造成误解或冒犯。如医院的护士用床号称呼患者"三床，打针！"是对人不尊重的表现，应尽量避免。

（3）文化差异 不同的文化对于称谓的使用有着不同的习惯和规则，人际交往中要注意了解对方的文化背景，避免使用可能引起误解或冒犯的称呼。

（4）避免误读 错误的称呼不仅可能引起尴尬，还会被视为对人的不尊重和忽视，在称呼他人前，应仔细确认对方的姓名、职务等信息，确保称呼的准确性。

（5）失礼称谓 在正式的场合，要避免使用昵称、简称，更不能使用绰号或带有恶意的蔑称。

（二）介绍

介绍就是向他人说明情况，在社交场合中，通过介绍自己或他人来增进交往对象之间彼此的了解。介绍是人际交往的起始，正确的介绍礼仪能使沟通和交流更加顺畅有效。介绍有介绍自己和介绍他人两种情况。

1. 介绍自己 有助于他人了解自己的基本信息，还可以展示个人的性格、能力和态度。

（1）自我介绍的类型

1）工作式 适用于工作场合和公务交往中，以工作为自我介绍的重点。工作式自我介绍通常包括四要素：工作单位＋部门＋职务或从事的具体工作＋本人姓名。例如，您好，我是××公司市场部经理××。

2）交流式 适用于当介绍者希望与交往对象进一步交流和沟通时。交流式自我介绍通常包括介绍者的姓名、单位、籍贯、学历、兴趣以及与交往对象的某些熟人关系等，以便让对方认识和了解自己，增进对方的熟悉和信任感，与自己建立进一步的联系。例如，您好，我叫李平，是××大学护理专业大三的学生，是您的小学妹，今后要向您多多学习。

3）礼仪式 适用于讲座、报告、演出、庆典、仪式等正规而隆重的场合。礼仪式自我介绍通常包括姓名、单位、职务、学历等，同时可根据相应场合加入适宜得体的谦辞敬语，用以表示对介绍对象的友好与敬意，营造谦和有礼的社交氛围。例如，各位老师，大家好！我叫张乐，是护理专业大二的学生。我坚信，护理是科学、艺术与爱心的结合，在今后的学习中，我会继续努力提升自己的综合能力。

4）应酬式　适用于公共场合和一般性的社交场合，如旅行途中、宴会厅里、通电话时。应酬式自我介绍仅用于确定身份或打招呼，内容简洁明了，往往只介绍姓名即可。例如，您好，我叫××。

5）问答式　适用于面试、应聘、公务交往等，问答式的自我介绍，一般应问什么答什么，有问必答。例如在门诊部分诊台：

护士问：女士您好，请问您的姓名和年龄是什么？

患者答：我叫周莉，44 岁。

护士问：请问您是哪里不舒服呢？

患者答：我最近经常感觉头晕、乏力，睡眠也不太好，常常半夜里醒过来，就再也睡不着觉了。

（2）自我介绍的礼仪要求

1）时机得当　自我介绍最好选择在对方有要求、有空闲、情绪好、干扰少的时候进行。如对方工作正忙、干扰较大、休息用餐等情况下，则不适合进行自我介绍。

2）时间简短　自我介绍一定要简洁精炼，介绍时间通常以半分钟左右为佳，如无特殊情况最好不要长于 1 分钟。可利用名片、介绍信等资料加以辅助以提高介绍效率。

3）内容真实　自我介绍的内容应真实可信、实事求是，不可夸大其词。

4）态度得体　自我介绍时应做到态度诚恳，姿态大方，亲切友善。

5）保持互动　自我介绍时应和对方保持目光交流，及时回应对方需求。

2. 介绍他人　又称第三者介绍，是经第三者为彼此不相识的双方引见、介绍的一种社交方式。介绍人应由熟悉双方情况的人或职务（身份）最高的人担当。

（1）介绍他人的顺序

介绍他人时，遵循"尊者优先了解情况"的规则。

1）介绍年长者与年轻者认识时，先介绍年轻者，后介绍年长者。

2）介绍女士与男士认识时，先介绍男士，后介绍女士，但如果男士为长辈、上级时，则先介绍女士，后介绍男士。

3）介绍上级与下级认识时，先介绍下级，后介绍上级。

4）介绍同事、朋友与家人认识时，应先介绍家人，后介绍同事、朋友。

5）介绍与会先到者与后来者认识时，应先介绍后来者，后介绍先到者。

6）介绍来宾与主人认识时，应先介绍主人，后介绍来宾。

7）介绍已婚者与未婚者认识时，应先介绍未婚者，后介绍已婚者。

8）介绍多人认识时，一般按次序从左到右或从右到左依次介绍，这样显得一视同仁，避免厚此薄彼。如果有职位较高或辈分较高者在场，则应先将大家介绍给职位较高者或长者，以示对他们的尊重。

（2）介绍他人的礼仪要求

1）了解意愿　介绍他人之前，应先了解被介绍双方的意愿，避免向不愿认识的人介绍。

2）使用敬语　介绍他人时，尤其在介绍长者或领导时，一定要使用敬语、尊称，既能让被介绍者感受到尊重，也体现出介绍者的礼貌和教养。

3）姿势得当　介绍者应站于被介绍者的旁侧，上身略倾向被介绍者，伸出靠近被介绍者一侧的手臂，手心向上，四指自然并拢，拇指微张，指向被介绍的一方，并面带微笑，两眼平视接受介绍者。用手指指向被介绍者或拍打被介绍者的肩或背都是不礼貌的。

4）语言简练简要　介绍双方的姓名、单位、职务、特长与爱好等，具体应根据场合、情景和交往目的不同而有所侧重。

5）礼貌回应　被介绍者在被询问自己是否有意愿认识某人时，一般应欣然表示接受。如实在不愿意，应向介绍者说明缘由，取得谅解。当介绍者为被介绍者进行介绍时，除了女士和长者，被介绍双方均应起身站立，面带微笑，目视介绍者或对方，待介绍者介绍完毕，被介绍者双方应按照合乎礼仪的顺序握手，并使用"您好""久仰""幸会""很高兴认识您"等敬语问候对方。

在护理工作中，当患者来到病区时，责任护士应放下手中的工作，起身而立，微笑相迎，亲切问候，进行自我介绍：您好，我是您的责任护士，我叫×××，您叫我小×就行了，有什么要求可以随时找我，我会尽可能帮您解决。您的治疗医生是×××，他有丰富的临床经验，责任心又强，希望您能积极配合治疗，安心养病，我们会尽可能使您早日康复的。

3. 名片介绍　名片是一种经过设计，能表示自己身份、便于交往、联系和执行任务的卡片，是社会交往中用以相互介绍的媒介和工具。恰到好处的使用名片，遵循名片的礼仪要求，是个人文化修养的体现，有利于提升个人形象，更好地与他人建立联系。

（1）名片递送顺序　递送或交换名片时，依然遵循"尊者优先了解情况"的规则，由职位低的、年轻的、被介绍的一方先递出名片，再由职位高的、年长的、后介绍的一方回递。集体递送名片时由尊而卑，无尊卑顺序时，按顺时针方向依次递送。

（2）名片递送礼仪　向他人递送名片时，应起身站立，面带微笑，正视对方，上身微倾，将名片正面和字体正面朝向对方，用双手拇指和食指分别持握名片上端的两角相递，同时简短介绍自己的名字"我是××，这是我的名片，请多多关照""希望今后保持联络"。

（3）名片接受礼仪　接受名片时，应起身站立，微笑相迎，目视对方，双手相接，认真阅读一遍对方的姓名、单位名称、职务，同时使用谦词敬语，例如"很高兴认识你""以后会多向您请教"，表示尊敬和重视，如有疑问，可当面请教，不可一眼不看，一言不发。名片接受后，应妥善保存，可放于名片夹内或认真收好，不得随意扔在桌子上或随便塞在裤子口袋里。如果需要回赠名片，应收好对方名片后，再递送自己的名片。如果对方是多人，应先将名片收好，再按顺序一一递交名片。如果自己未带名片，应向对方说明并表示歉意。

（4）索要名片礼仪　一般情况下，如果没有必要，最好不要强索他人的名片。确需索要时，可以先主动递上自己的名片，向尊者、长者索要名片时，可以询问对方"今后如何向您请教？"向平辈或晚辈索要名片时，可以询问对方"以后怎样和你联系？"当他人索取名片而自己又不想给对方时，应委婉拒绝，可以说"真对不起，我的名片用完了。"

知识链接

我国名片的悠久历史

据记载，我国古代先秦时期已开始使用名片，时称"谒"，因古人削木书字，故又称为"刺""名刺"，东汉以后改以纸书名，故唐朝开始称"名纸""门状""门启"，宋朝又别称"手刺""门刺"，到明清时期，则称为"名帖"。现代社会，名片成为介绍自己，结交他人，保持联络最经济实用的媒体。

（三）握手礼

握手礼是当今世界最为通行的礼节，是人际交往中最常见、适用范围最广的礼节之一，握手可表示欢迎、尊重与友好，还可表达祝贺、感谢、鼓励、慰问及道别等。握手不仅能显示个人的礼仪教养，还能通过握手了解一个人的性格、情绪和交往意向。能在各种场合礼貌得体地与人握手，是人际交往必备的基本要素。

1. 握手的顺序　行握手礼时，一般遵循"尊者先伸手"的原则。①上下级之间，上级先伸手；②长辈与晚辈之间，长辈先伸手；③女士与男士之间，女士先伸手；④宾主之间，见面时不论男女长幼、上级下级，都应主人先伸手，表示对客人的欢迎；告别时则应客人先伸手，表示对主人热情款待的感谢和再会之意；⑤若一个人需要与多人握手时，应按照由尊而卑的顺序握手；当无法区分地位高低的场合，如演讲者与观众握手时，可按照由近到远的顺序握手；当在社交场合尤其是在宴会桌上时可按顺时针方向握手。⑥如果有一方忽略了握手的先后顺序先伸了手，对方应立即回握以免尴尬。

2. 握手的方式　握手时，双方行至距离对方1m左右的地方站立，上身略微前倾，面带微笑，目视对方，自然伸出右手，手掌与地面垂直，四指并拢，拇指张开，掌心相向，虎口相对，用手掌稍稍用力握住对方的手掌，握力适度，上下稍许晃动2~3秒（一般不超过3秒）后松开，同时含笑致意，热情问好。

3. 握手的禁忌　①忌心不在焉：握手时应专心致志，不可敷衍了事，东张西望，不言不语；②忌左手相握：在某些文化里认为左手是不洁的，无特殊原因不可用左手握手；③忌戴手套墨镜：握手时应脱下手套、墨镜等以示尊重，只有女士才被允许在社交场合戴着装饰性的薄纱手套握手；④忌交叉握手：两人握手时，不要与另外两人相握的手形成交叉；⑤能站不坐：除长者、女士或疾病影响外，坐着与人握手是不礼貌的；⑥忌拒绝握手：任何情况下拒绝与对方握手是十分失礼的行为，如果确实因手疾、手脏或其他原因不能握手时，应和对方说明并致歉，以免造成不必要的误会。

（四）其他见面礼仪

1. 鞠躬礼　源于中国，鞠躬时上身向前弯曲，是一种对他人表示尊敬、感谢或歉意的郑重礼节。行礼时身体上部向前倾斜角度越大，表示尊重程度越高。行鞠躬礼时，面对受礼对象，并拢双脚，视线由对方脸上落至自己的脚前1.5m处（15°礼）或脚前1m处（30°礼），然后弯腰使上身前倾，随即恢复原状。男士双手下垂贴放于身体裤线处，女士双手下垂搭放在腹前。一般弯曲15°左右表示致意，是一般场合的常规礼节。弯曲30°左右表示诚挚的谢意或歉意，是较为郑重场合的礼节。特殊情况，如得大奖、悔过、谢罪或追悼会等，行90°大鞠躬。受礼者应以鞠躬礼还礼，若是长辈、女士和上级，可以不鞠躬，用欠身、点头、微笑示意以示还礼。

2. 点头礼　又叫颔首礼，是将头部轻轻向下倾斜几度，表示礼貌的礼仪动作，它的特点是简单易行，动作幅度小，不必停顿或影响正在进行的工作，故应用范围广，通常在见面、打招呼时、路遇熟人时或会场、剧院、歌厅等不宜交谈之处使用。

3. 挥手礼　通常用于告别、打招呼或致意等场合，尤其适合向距离较远的熟人打招呼。当需要挥手致意时，右臂向前伸出，手掌朝向对方，轻轻挥动一到两次即可。

4. 注目礼　是通过眼神表达敬意、尊重和关注的礼仪动作。行注目礼的场合主要有升旗仪式、颁奖典礼、游行检阅等场合。行礼时身体立正，抬头挺胸，双脚并拢或稍稍分开，双手自然下垂，面容庄重严肃，双目正视于被行礼对象。行注目礼时，举止文雅，面部表情庄重、肃穆，眼神专注、坚定，不可东张西望、大声喧哗。

5. 合十礼　又称合掌礼，是一种流行于佛教国家及地区的传统礼节，合十礼不仅可以表示尊敬、感谢、祈祷等意义，还可以表达出对对方的关心和祝福。行礼时面对受礼者，双掌合拢并齐，手指向上，指尖与鼻尖基本持平手掌稍向外侧倾斜，双腿并拢立正，上身微欠低头。一般来说，行此礼时合十的双手举得越高，越体现出对对方的尊重，但原则上不可高于额头。泰国、缅甸、老挝、柬埔寨、尼泊尔等佛教国家，合十礼最为通用。

6. 拱手礼　又称作揖，是古代汉民族的相见礼，至今已有两三千年的历史。行拱手礼时，双腿站直，上身直立或微俯，左手在前，右手握拳在后，左手搭于右手之上，两手合抱于胸前，有节奏地晃动两三下，同时说出问候或祝福的话语。

7. 拥抱礼　是流行于欧美的一种见面礼节，通常用于迎送宾朋或祝贺致谢等场合。行拥抱礼时，两人相对而立，各自上身稍稍前倾，右臂偏上，左臂偏下，右手环拥对方左肩部位，左手环拥对方右腰部位，彼此头部及上身向左侧相互拥抱。然后各向对方右侧拥抱，最后再做一次左侧拥抱，一共拥抱3次。拥抱时，还可用右手掌拍打对方左臂的后侧，以示亲热。

8. 亲吻礼 是西方国家常用的一种会面礼，具体做法因地区、文化和个人习惯而有所不同。一般来说，亲吻礼可分为贴面颊、吻额头和吻唇等多种形式。行此礼时，往往与一定程度的拥抱相结合。不同身份的人，相互亲吻的部位也有所不同。一般而言，夫妻、恋人或情人之间，宜吻唇；长辈与晚辈之间，宜吻脸或额；平辈之间，宜贴面。在公开场合，关系亲密的女子之间可吻脸，男女之间可贴面，晚辈对尊长可吻额，男子对尊贵的女子可吻其手指或手背。

需要注意的是，不管何种礼仪，均受历史和文化背景的影响，其适用场合和具体做法也因地区和文化的不同而有所差异。因此，在行礼时，应了解并尊重当地的礼仪习惯，避免出现误解或尴尬的情况。同时，也要注意场合和对象的适宜性，避免在不适当的场合或对象之间行此礼。

二、通联礼仪

现代社会，电话、手机已成为人们工作和生活中最为常用、最为便捷的通信工具。接打电话过程中，通话人的语音、态度、声调、内容、表情和通话时间等，能真实反映个人的态度、个性与素质。因此，掌握接打电话的礼仪，塑造良好的电话形象，对人际交往和工作开展都非常重要。

（一）拨打电话的礼仪

接打电话时，发起一方称为发话人，居于主动、支配的地位。

1. 时间与场合 如非特殊情况，打公务电话尽量不要在他人的私人时间里（尤其是节假日），应安排在7：00～22：00，避开受话人休息、用餐的时间。如确有需要，节假日打电话的最佳时间为9：00～22：00，并在通话开始的时候致歉说明情况。不同时区的人通话，还应准确计算两地时间差，尽量顾及对方的时间。

此外，还要注意拨打电话的场合，一般来说，尽量不要在办公室、会议室等公务场合打私人电话；如无特殊情况，不要在电影院、餐厅、商场等公共场合打电话。

2. 内容与时长 打电话前要提前准备通话主题和内容，接通电话后先自报家门，礼貌问候，随即开宗明义，直言主题，简明扼要，精炼有序，将通话时间尽量控制在3分钟左右。

3. 态度与规范 电话接通后，要礼貌问候，态度友好，声音清晰，语调语速得当；通话中尊重对方，用语规范，及时回应对方需求。

4. 结束与挂机 通话完毕，双方都应说声"再见""谢谢"等礼貌用语，隔一个呼吸时间后再挂断电话。一般情况下，电话礼仪的惯例是由发话人先挂断电话，但有时也可由位尊者或接听者先挂。

（二）接听电话的礼仪

接打电话时，接听电话的一方被称为受话人，常处于被动的地位。

1. 及时接听 在电话礼仪中有"铃响不过三"的原则，即接听电话时，以铃响2～3次接起电话最为适宜。如果一响就接，会让对方觉得唐突；但若久响不接，会让对方觉得被忽视，给人工作缺乏效率的感受。如果因某些原因不能及时接听，电话接通后应向对方道歉："对不起，让您久等了。"正常情况下，不应不接事先约定的电话，要尽可能亲自接听电话，不要随便让别人代劳。

2. 礼貌应答 接听电话时，应首先问好，并自报家门，对外接待应报出单位名称，若接内线电话应报出部门名称。如"您好，这里是内一科，请问您找谁？"通话时，要聚精会神，及时以"嗯""好""是的""知道了"这类短句应答，表示正专心倾听。

3. 正确处理 接听电话时，如遇重要内容需要记录或转达，应做好详尽笔录，然后及时转达有关人员。如电话是找其他人，应说"请稍等"，将话筒转交于他人；如果受话人不在或不便接听电话，可代其询问对方的工作单位、姓名、电话号码等，或告知对方何时再打来。

三、往来礼仪

（一）迎接礼仪

迎接礼仪是指在公务活动中主办方对有关人员进行相关招待的活动，是表达尊重和热情好客的重要方式。护士在护理工作中需要与各层次、各类人接触和来往，因此，熟悉接待礼仪也是体现护士良好职业素质的重要内容。

1. 迎接礼仪的原则 接待客人时应平等对待。在同一场所、同一时间、同一地点，需要接待来自不同地区、不同部门、不同职位的来宾，要充分考虑接待对象的国籍、信仰、种族等，应一视同仁，不可厚此薄彼。同时讲究礼尚往来，双方接待时应规格相同。

2. 热情相迎 来宾到达时，迎宾人员应主动相迎。车辆停稳后，接待人员用手拉开车门，一手遮挡车门框上方，以免来宾头部触碰车门框。如来宾是年长者，要主动上前搀扶；如遇到下雨时要主动撑伞迎接，以防来宾淋湿；根据来宾意愿，协助提拿来宾所带物品，同时问候"辛苦了""欢迎到我们单位""一路辛苦了"等。

3. 妥善安排食宿 热情迎接来宾之后，主动帮助来宾办理住宿手续，将活动或会议资料交给来宾。接待人员视来宾情况，进行自我介绍、交谈，但接待人员不宜久留。离开时将下次联系方式、时间、地点告知来宾。

4. 规范引领，适时提醒 引领者的身份通常与接待的重视程度直接相关。在引领时要做到心到、手到、眼到、话到。

（1）走廊引领 接待人员应站在客人左前方大约1.5m处进行引领，遇到灯光暗淡、拐弯之处，应及时提醒客人。例如请右拐，指引手势应明确地告诉来宾正确的方向，在进行交谈时头部、上身应转向对方。

（2）楼梯引领 引领来宾上下楼梯时，接待人员应在前面，走在楼梯中间，来宾在后面，走楼梯的里面。接待人员应配合来宾的步伐，以保证来宾的安全。

（3）电梯引领 乘坐升降式电梯时，为确保来宾的安全，接待人员应先到电梯门口进入电梯，控制电梯开关。宾主出入电梯的顺序是：主人先进后出，客人后进先出。乘扶手式自动电梯时，尽量靠近右侧扶手。上电梯时，接待人员居后；下电梯时，接待人员在前。

（4）房门引领 接待者先行步，反手开关房门，站在门旁或门后，待来宾通过。

（5）并排引领 两人并行时，内侧高于外侧；三人同行时，中间高于两边。宾主单行时，接待者行走在前，来宾行走于后。

（6）进门引领 轻轻敲领导的门，允许后方可进入，先向领导点头致敬，然后把客人按"尊者优先"的原则进行介绍，介绍完毕后，向后轻轻退两步，再转身走出房间，保持较好的行姿，出门后轻轻地把门带上。

（二）待客礼仪

1. 及时沟通，合理安排 接待人员要提前与来宾沟通，了解来宾的计划和安排，根据具体情况，安排接待时间和地点。公务性来访一般不宜选择午间、晚间休息时间作为接待来宾的时间。常规接待场所有接待室、会议室、办公室等。室内进行必要的布置，设有桌椅、音响设备、灯光、空调设备等。准备好饮用水、水果等。

2. 按照惯例，安排座次　座次排列时一般应遵循"以右为上，居中为上，远门为上，前排为上"的原则。

（1）会谈座次，以右为上　会谈一般采用长桌、椭圆桌、圆桌。会谈桌横放时，客方面对正门而坐，主方背对正门而坐。会谈桌竖放时，以进门时面向为准，右侧为上，请客方就座；左侧为下，请主方就座。在会谈时，双方的主谈者应居中而坐，其他人员则遵循右高左低（国际惯例）或左高右低（中国惯例），依照各自实际身份的高低，分别就座于主谈者的两侧，各方的翻译人员应就座于主谈者的右侧。在会谈时，如是圆桌，各方人员不分座次，自由择座。

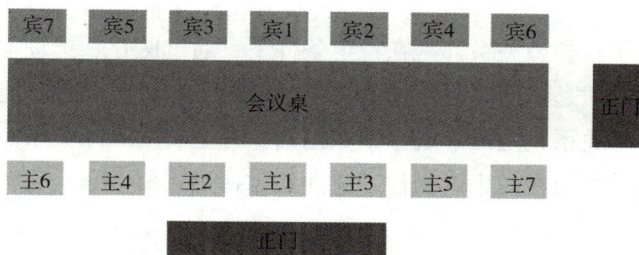

图 4－1　会谈座次安排

（2）会见座次，主宾居右　会见时一般只设有沙发。会见的座位安排有多种形式，有分宾主各坐一方的，有宾主穿插坐在一起的。通常这样安排：主宾、主人席安排在面对正门位置，主宾座位在主人右侧，其他客人按礼宾顺序在主宾一侧就座。离房门较远的座位为上座，离房门较近的为下座，翻译人员、记录员通常安排在主人和主宾后面。座位不够时可在后排加座。

3. 热情款待，认真接访　来宾到达之前，应提前安排准备好水果、饮料等，来宾到达后，热情问候、请坐、代存衣帽、端茶倒水等主动相助，并及时与来宾交谈。交谈时，务必神情专注，认真倾听，因故暂时离开时，应向来宾致歉。招待过程中，准确突出来宾身份，让来宾感受到被尊敬和接待方的热情。引领客人进入会客厅或接待厅，敬茶水时茶水盛八分满，并柔和地说"请用茶"。

（三）送别礼仪

1. 提前准备　活动结束后，来宾的返程工作也是接待工作的重要内容。要提前为来宾预订返程票，以解决来宾的后顾之忧。和来宾结清所有的费用，并出具正式发票。安排好车辆，把来宾送至机场、车站，主方领导尽可能安排时间到来宾住处送别。

2. 礼貌送客　若客人办事已毕要走，一定要送别，办公室相关人员也要随之送行。客人若自备车辆，工作人员可早些通知司机（或由客人方工作人员自行通知）。若需本单位送回，要早做车辆安排，勿使客人久等。可视情况，决定送至办公室门口或单位大门口。客人要离开时应起身相送。

第二节　护理工作中的交往礼仪

情境导入

情境：护士小王，是消化内科病区的责任护士，她工作积极主动，与患者相处融洽，多次被评为"优秀护士"。同事们发现，当患者来到病区时，护士小王会立即起身，面带微笑迎接患者，热情与患者打招呼并主动询问患者的需求。她热情的态度和礼貌的举止让患者感到温暖亲切，为后续的治疗奠定了良好的基础。

学习本节内容，请同学们完成以下任务：

建立良好的护患关系，需要注意哪些礼仪要求？

护理工作中的交往包括护士与患者之间的交往、护士与患者家属的交往、护士与同事之间的交往等。在这些交往中，护士与患者的交往是最重要的，它是护士建立护理人际关系的基础，有利于护理工作的顺利进行。

一、与患者交往礼仪

护士与患者之间的关系叫护患关系，是在特定条件下，通过医疗、护理等活动与患者建立起来的一种特殊的人际关系，其实质是帮助与被帮助的关系。即护士与患者通过特定的护理服务与接受护理服务而形成的专业性的人际关系，是医疗服务领域里的一种重要的人际关系。建立良好的护患关系是提供优质护理服务的基础。护士在与患者交往中应注意掌握以下原则。

（一）尊重患者

指尊重患者的人格和权利，主要体现在以下方面。

1. 尊重患者的人格尊严　每个患者都是有尊严的个体，无论其年龄性别、地位高低、财富多寡、体貌美丑、所患病种、意识状态如何，护士都应尊重患者，不轻视、歧视、嘲笑或侮辱患者。

2. 尊重患者的文化差异　在和患者交往中，护士应尊重患者的价值观和文化习俗，尊重患者的情绪和感受，避免在提供服务时造成冒犯或给患者带来不适。

3. 尊重患者的隐私权　患者的个人信息和医疗护理记录受到严格保护，护士不应打探与其治疗、护理无关的个人隐私。未经患者同意，护士不得随意泄露患者的隐私。

4. 尊重患者的自主权　患者有权决定自己的医疗事务。在护理工作中，患者自主权主要体现在对自己的病情、诊断、治疗和护理方案、预后和诊疗费用等的知情同意权，护士应尊重患者的自主权，向患者提供充分的信息，并在适当的时候提供建议和支持，帮助患者做出最有利的决策。

（二）热情主动

护士应热情主动为患者提供服务。在与患者交往过程中，护士应该保持亲切、和蔼的态度，用微笑、耐心和温暖的语言去传递关怀和安慰。同时，护士还要积极主动与患者沟通交流，及时了解患者的需求，积极提供帮助和支持，让患者在护理过程中感受到关爱与尊重。

（三）诚实守信

诚实守信一般指一个人在行为、言语和思想上保持一致性和真实性，不欺骗、不欺诈、不违背承诺和诺言，尊重事实和真相。护理人员在与患者交往的过程中，应做到诚实守信，言必行，行必果，认真行使护理人员的神圣职责，以取得患者的真正信赖，建立起良好和谐的护患关系。

（四）举止文明

举止文明指一个人的行为适度、大方、稳重。护理人员的行为举止，常常直接影响到患者对他们的信赖和对治疗护理的信心，尤其是护患初次接触时护理人员的举止、仪表、风度等是形成第一印象的主要内容。所以护理人员的举止要落落大方，着装端庄，面部表情自然，谈吐礼貌，温文尔雅，作风正派。切忌浓妆艳抹，恶语伤人。

（五）共情服务

共情是一个心理学概念，是指一种能设身处地体验他人处境，从而达到感受和理解他人情感的能力。共情不仅包括对他人的情感体验的共鸣，也包括对他人思想、动机、意图的理解和推断。共情不是同情，同情是以自己的眼光看对方，在一定程度上产生与对方的感情交流或共鸣。共情则是把自己摆在对方的位置上，去体验对方的内心世界。在护患交往中，护士多表达共情，可以使患者减少被疏远和陷于困境的孤独感觉，使患者感到护士能正确理解他，从而使护患之间产生共鸣，促进护患关系的良好发展。

同时，护理人员在共情的基础上，能更好地理解患者的言行，更准确地预测患者的护理需要，从而有针对性地采取最优护理措施满足患者的护理需要，为患者提供最为恰当的、个性化的护理服务。

二、与同事交往礼仪

（一）护士之间的交往礼仪

在护理工作中，护士之间需要彼此配合，密切协作，才能更好地完成工作任务，并实现专业的发展和自身的发展。因此，护士之间的交往礼仪主要体现在日常工作中彼此尊重、团结协作和有效的沟通。

1. 互相尊重　尊重是礼仪的核心。人与人交往最首要的原则就是尊重，它涵盖了对他人的认同、理解和关怀。尊重不仅仅是一种礼貌，更是一种深层次的、基于平等和公正的态度，是建立良好人际关系的重要基石。在我们尊重他人的同时，也会赢得他人的尊重和信任，从而建立起更加紧密、和谐的人际关系。"诚于中而形于外"，尊重可体现在护士交往的各个方面，如友善的微笑、耐心地倾听、对他人工作和价值的认可等。

2. 团结协作　护理工作通常需要多个护士协作完成，例如在急诊室、手术室、抢救室等工作中，护士们需要分工协作、紧密配合，才能更好地为患者提供护理服务。护理人员在交往中应树立团队意识，工作中紧密合作、共同进退。

3. 有效沟通　在护理工作中，护士之间需要不断交流和分享信息，以使患者得到连续、全面的护理服务。护士在彼此沟通时，应做到表达清晰，重点突出，简洁明了，并善用倾听、面部表情、肢体动作等非语言沟通方式，确保信息准确交流，提高沟通效率。

4. 宽以待人　护理人员在团队协作的过程中，因性格、思维方式、生活习惯等的不尽相同，发生摩擦和冲突在所难免。护士在交往过程中，首先应加强沟通，减少误解，其次应培养宽广的胸怀和气度，多要求自己，少要求别人，对他人的缺点和短处持包容的态度。此外，护士还应学会情绪管理，遇到分歧或冲突时，保持冷静和理智，尝试以建设性的方式解决问题，避免指责或争吵。

5. 乐于共享　护理工作常面临各种复杂和棘手的问题，护士需要互相交流、相互学习以共同解决问题。例如，当某个护士遇到复杂的护理问题时，可以向其他经验丰富的同事请教，或者和团队一起讨论和研究。护士之间相互分享专业知识、经验和技巧，不仅有助于提升整个团队的护理水平，还能促进护士个人的专业成长。

（二）护士与医生之间的交往礼仪

医生和护士在医疗和护理实践中形成的专业性合作关系，称为医护关系。临床上，医疗和护理虽然分工不同，但又密切联系，缺一不可，在诊疗过程中发挥着同等重要的作用。

医护关系是医疗服务团队中最重要的一种关系，医生与护士之间的互动不仅影响到团队的整体效率，还直接关系到患者的诊疗护理效果和就医体验。护士在和医生交往的过程中，应本着平等合作、互相尊重、彼此信任和相互支持的原则，锚定"救死扶伤、治病救人"的共同目标，加强与医生的沟通与交流，在有效沟通的基础上彼此理解、建立信任、密切合作，同时又互相监督、互相促进，共同为患者提供最佳的医疗护理服务。

目标检测

一、选择题

1. 下列关于电话形象说法，不正确的是（　　）

　　A. 语言文明　　　　　　B. 态度文明　　　　　　C. 举止文明

　　D. 声音文明　　　　　　E. 打电话是自己的事情，与他人无关

2. 下列介绍顺序中，不正确的是（　　）

　　A. 将男士介绍给女士

　　C. 将学生介绍给老师

　　B. 将年轻者介绍给年长者

　　D. 将下级介绍给上级

　　E. 将老师介绍给学生

3. 自我介绍不超过（　　）分钟，通话时间不超过（　　）分钟

　　A. 1，5　　　　　　　　C. 3，3　　　　　　　　B. 3，5

　　D. 2，3　　　　　　　　E. 1，3

4. 下列关于自我介绍的说法，不正确的是（　　）

　　A. 自我介绍时态度应当大方、得体

　　B. 自我介绍的内容应当真实而准确

　　C. 在自我介绍时，应全面具体地介绍个人基本情况，使对方很好地了解自己

　　D. 自我介绍时可辅助使用名片，以加深对方对自己的印象

　　E. 最好在对方有空闲的时候进行自我介绍

5. 下列关于交际礼仪的说法，不正确的是（　　）

　　A. 无论在怎样的场合，称呼越亲近越有利于社交

　　B. 称呼应当尊重个人的习惯

　　C. 使用不同的称呼，意味着交往双方人际距离不同

　　D. 称呼应符合民族习惯

　　E. 称呼应尊重不同的文化和传统

6. 护士小王在与他人握手时，不正确的说法是（　　）

　　A. 握手的时间一般持续在 10 秒以上

　　B. 握手有一定的姿势要求

　　C. 外交式握手可以体现领导者的亲和力

　　D. 握手是人际交往必备的基本功

　　E. 握手有一定的手位要求

7. 护士语言得体文明能优化护患关系，你认为下面哪种情况没有做到语言得体文明（　　）

　　A. 用床号称呼患者

　　C. 对不配合的患者耐心引导

　　B. 护理时使用商量的口吻

　　D. 所有患者一视同仁

　　E. 见到患者说您好

8. 打工作电话最适宜的时间是（ ）

    A. 6：00   B. 10：00   C. 13：00

    D. 22：00   E. 23：00

9. 某人在就座时被介绍，最为恰当有礼的呼应方式是（ ）

    A. 点头致意   B. 微笑致意   C. 上身前倾致意

    D. 由坐姿改为站姿   E. 坐正倾听

10. "您好，我是您的责任护士李丽，需要帮助请找我"，此种语言属于（ ）

    A. 招呼用语   B. 电话用语   C. 介绍用语

    D. 安慰用语   E. 迎送用语

11. 工作式自我介绍需要包括以下四个基本要素（ ）

    A. 单位、部门、职务、电话

    B. 单位、部门、地址、姓名

    C. 姓名、部门、职务、电话

    D. 单位、部门、职务、姓名

    E. 单位、部门、姓名、电话

12. 关于握手的礼仪，下列描述不正确的是（ ）

    A. 地位低者先伸手者

    B. 客人到来之时，主人先伸手

    C. 客人离开时，客人先伸手

    D. 男士与女士握手，男士应该在女士伸手之后再伸手

    E. 下级与上级握手，应该在上级伸手之后再伸手

13. 会客时上座位置排列的几个要点是（ ）

    A. 面门为上、以右为上、居中为上、前排为上、以远为上

    B. 面门为下、以左为上、居中为上、前排为上、以远为上

    C. 面门为上、以左为上、居中为上、后排为上、以远为上

    D. 面门为上、以右为上、居中为上、前排为上、以近为上

    E. 面门为上、以右为上、居中为上、后排为上、以近为上

14. 介绍他人或为他人指示方向时的手势应该用（ ）

    A. 拇指   B. 食指   C. 掌心向上

    D. 掌心向下   E. 手掌与地面垂直

15. 跟女士握手时，一般不用的形式是（ ）

    A. 掌心向上   B. 掌心向下   C. 只握手指部分

    D. 以双手相握   E. 握手时间大约3秒

16. 自我介绍正确的做法是（多选题）（ ）

    A. 先递名片再做介绍

    B. 先介绍再递名片

    C. 初次见面介绍时间不宜超过5分钟

    D. 初次见面介绍时间不宜超过2分钟

    E. 先介绍自己，再让对方介绍

17. 名片使用中，错误的做法是（多选题）（ ）

    A. 与多人交换名片时，由远而近

B. 与多人交换名片时，由尊而卑

C. 递名片时应起身站立，走上前去，使用双手或者右手，将名片正面对着对方后递给对方

D. 若对方是外宾，最好将名片上印有英文的那一面对着对方

E. 向他人索取名片宜直截了当

18. 下列座次安排错误的是（多选题）（　）

A. 领导面向会场时，右为上，左为下

B. 宾主相对而坐，主人面向正门，客人坐背门一侧

C. 签字双方主人在左边，客人在主人的右边

D. 宴请时主宾在主人右边

E. 宴请时副主宾在主人左边

19. 打电话应注意的礼仪问题主要包括（多选题）（　）

A. 选择恰当的通话时间

B. 通话目的明确

C. 不边吃东西边打电话

D. 挂断电话时注意的礼貌用语

E. 不使用免提方式拨号或打电话

20. 在公务会面中，正式称呼对方时可采用（多选题）（　）

A. 职务称谓　　　　B. 职称称谓　　　　C. 地方性称谓

D. 泛尊称　　　　　E. 替代性称谓

二、思考题

1. 请简述握手时伸手的先后顺序。

2. 结合实际，谈谈如何处理好护士之间的关系。

实训四　护士的交往礼仪

【目的】

1. 掌握称谓礼仪、介绍礼仪及电话礼仪的要领。

2. 能合理称谓患者并介绍自己与他人，礼貌通话，培养自身良好的形象。

【学时】

2 学时。

【实施要点】

一、准备

（一）用物准备

名片、电话、椅子。

（二）环境准备

护理礼仪与形体实训室。

（三）师生准备

着装规范，熟悉相关理论知识。

二、教师示教

（一）称谓礼仪

1. 通称　张先生、李小姐、王女士。

2. 职业称　张医生、李护士、王老师。

3. 职衔称　王处长、李书记、张经理。

4. 姓氏称　老张、小王、王老。

5. 亲属称　王大爷、李奶奶、陈阿姨

6. 零称谓　您好。

（二）介绍礼仪

1. 工作式自我介绍

（1）方阿姨您好，我是您的责任护士张丽，您有什么需要随时可以找我。

（2）您好，我叫王芳，是医院的外科护士。

2. 他人介绍

赵阿姨您好，这位是您的责任护士陈静，陈静这位是刚入院的赵阿姨。

3. 递送名片及介绍礼仪

护士甲：站立，行点头礼时说您好，取出并看一下名片，双手拇指与示指分别捏住名片上端两角，送到对方胸前，名片的文字要正向对方，"我是×××，请多多关照。"

护士乙：起身，双手接名片后，先认真看名片上内容，"您好，很高兴认识你"，并将名片收起。

护士甲：以后保持联系。

护士乙：好的。

护士甲（护士乙）：再见。

（三）电话礼仪

"铃铃铃"

护士甲：您好，这里是××科。

护士乙：您好，这里是护理部，请问护士长在吗？

护士甲：护士长正在查房，请问有什么事情需要转告吗？

护士乙：请转告护士长下午两点在外科楼三楼会议室开会。

护士甲：转告护士长下午两点在外科楼三楼会议室开会，请问还有其他事情需要转告吗？

护士乙：没有了，谢谢。

护士甲：不客气，再见。

护士乙：再见。

三、学生回示

1. 给下列患者合理的称谓，并介绍你自己。并将新入院 2 床患者介绍给同室的其他患者。①3 床，张某，女，40 岁，小学教师；②5 床，李某，女，55 岁，局长；③8 床，李某，56 岁，退休工人。

2. 相互递送名片及介绍。

3. 电话礼仪。患者，女，14 岁，学生，因"扁桃体化脓"来诊。上午十点，患者由母亲陪同来诊，在急诊室检查后，急诊科护士电话通知住院处。住院处通知内科病房。患者及家属来到内科病房，护士接待，安排患者入院。

（1）急诊护士打电话通知住院处。

（2）住院处电话通知病区有新患者入院。

（3）在病房内，病房护士向患者自我介绍礼仪；将新入院患者向同病房患者做介绍。

四、师生讨论

1. 在人际交往中，怎样进行自我介绍才能为自己加分？

2. 在多元文化社会，护士在与不同文化背景的患者交往时，应注意哪些问题？

【注意事项】

1. 在训练前按要求做好充分准备，充分展现自信。

2. 练习是否符合要求，是否规范使用电话基本文明用语；是否根据介绍礼仪规范的进行自我介绍和他人介绍；是否衣帽整齐，举止端庄，语言交流顺畅。

3. 练习过程中，是否严谨、认真，是否面带微笑、态度温和亲切。

4. 练习过程中，是否积极参与，相互配合默契，团结互助，共同协作练习、过程有序。

书网融合……

| 重点小结 | 微课 | 习题 |

第五章 护士的求职面试礼仪

PPT

知识目标：通过本章的学习，掌握面试前、面试时的礼仪要求，熟悉求职前的准备、书面求职的内容及注意事项，了解面试后的常见礼仪。

能力目标：能独立完成求职书信的写作，具备顺利完成面试的能力。

素质目标：树立良好的职业形象，提升自身的职业素养。

情境导入

情境：小王，某院校护理专业学生，临近毕业压力骤然加大，既要忙于毕业考试、护士执业资格证考试，还要准备求职面试。为了在毕业求职的面试中给面试官留下较好的印象，成功应聘，内心焦灼的小王遂向老师求助。请问该如何准备个人简历等资料？如何准备面试应答？

学习本章内容，请同学们完成以下任务：

1. 指导小王制作一份个人简历。

2. 明确求职面试礼仪中应注意的问题。

求职面试礼仪是生活社交礼仪的重要组成部分，求职过程中展示良好的礼仪修养往往会给招聘单位留下深刻的印象。护理专业学生在具有良好的专业素养基础上，应掌握求职礼仪，通过展示个人的礼仪修养反映自身的综合素质，以使自己在职业竞聘中脱颖而出。

第一节　求职礼仪

一、求职的准备

护理专业毕业生大学学习生活结束后，多数同学想找一份理想的工作，这就需要把握机会，而机会永远是留给有准备的人，积极、充分地求职准备是成功求职的前提和重要基础。

（一）关注招聘信息

求职信息的收集，关键在于信息渠道广泛、畅通、可信度高，收集方法正确、适用。求职信息量上的积累，有助于寻找有效求职目标。

对于即将毕业的护理学生可通过以下渠道收集就业信息。

1. 关注综合就业信息平台　国家 24365 大学生就业平台、地方政府人力资源和社会保障部门官方网站，或线下的人才交流会、人才服务中介机构等。这类平台、机构可详细介绍各用人单位现状、发展情景及人才需求，涉及面广，信息量大，要多加关注。

2. 关注卫生行业就业信息网站　地方卫生人才招聘的官方网站、院校就业信息网站、校园招聘会、卫生健康领域相关企事业单位的官方网站等。这类平台、机构提供的就业信息针对性、可靠性相对比较高，是护理学生求职的主要信息来源，应该时时加以关注。

3. 利用好求职社会网络   比如自己的家人、亲朋好友、学校的就业指导老师、院系专业老师、辅导员老师等，也可通过往届校友了解就业招聘信息。

（二）合理自我定位

知己知彼方能百战不殆。合理的自我定位，是成功求职的重要策略。

1. 正确认识自己   认清自身的优势、劣势，全面客观地分析自己的专业优势和能力水平。

2. 全面了解职场信息   客观了解卫生健康行业的发展趋势和相关招聘单位的性质、规模、地理位置、用人标准、企业（医院）文化、劳动保障以及招聘岗位的具体情况，锁定有意向的招聘单位范围。

3. 设定合理预期   针对有意向的招聘岗位综合分析研判，根据利弊得失和应聘成功的可能性，最终找到适合自身条件、有成长发展空间、单位发展态势平稳良好的应聘岗位，不能好高骛远、不切实际地盲目选择。

二、求职书信

（一）自荐信

自荐信是求职者以书信的方式向用人单位进行自我举荐、表达求职意愿、陈述求职理由、提出求职要求的一种信函，是求职者与用人单位沟通的第一步。

1. 格式及内容要求

自荐信格式要符合正式信函的要求，内容包括标题、开头、正文、结尾及落款。

（1）标题   书写于第一排正中，字体可适当加粗。

（2）开头   由称呼和引言组成。称呼应写在标题下另起一行顶格处，如尊敬的护理部主任等。引言是正文的过渡部分，要精炼，一般用表达感恩的语言。

（3）正文   是应聘单位最关注的部分，应条理清晰、言简意赅。主要包括以下三部分：①简单的自我介绍，包括姓名、毕业时间、毕业院校及专业等；②重点阐述实习经历和社会实践情况；③阐明想要进入应聘单位的原因及意向，表达想要加入应聘单位的决心。

（4）结尾   表达自己加入应聘单位的强烈愿望，并希望应聘单位能给予明确答复等，以"此致、敬礼"等作为结束语。

（5）落款   求职者手写签名，以表尊重，下方注明××年××月××日。

2. 注意事项

（1）书写规范   要求格式规范、措辞准确。若手写，不可随意涂改，写错字要重新书写。

（2）措辞谦恭   有称谓、有问候，多用"您""麻烦您""感谢您"等敬语。

（3）语言简洁   切忌冗长，500字左右，一张页面写完为佳。

（二）个人简历

个人简历是反映求职者基本情况的一种文本。用人单位通过阅览个人简历，可以在短时间内了解求职者的特点和核心竞争能力，并评估其与招聘岗位需求及岗位胜任力的匹配度。因此，匹配的个人简历是成功求职的"敲门砖"，应聘者必须精心打磨。

1. 格式及内容要求   个人简历包括首页和附件。

（1）首页   一般以表格的形式呈现，包括个人基本信息、教育背景、专业能力、实践经历、获奖情况、自我评价、求职意向等。

个人基本信息和教育经历需如实填写，不做过多阐述。专业能力、实践经历、获奖情况体现个人的核心竞争力，需要重点描述，应针对求职目标进行梳理归纳，写明主修的护理专业课程、实习经历、掌握的临床护理技能以及相关辅修课程等内容，可突出个人优秀的学习成绩、参加各类专业比赛的成绩、取得的各种专业技能证书及重要荣誉等。个人评价方面，简单描述个人性格特质和综合素养。

（2）附件　即证明资料，包括毕业证书、学位证书、护士执业资格证书、1＋X 职业技能等级证书、获奖证书、实习实践证明等复印件。

2. 注意事项

（1）照片清晰　个人近期正面免冠照片，能较好体现求职者的态度、气质和专业度。

（2）信息准确　特别是个人联系方式，一定要准确无误，以保证与招聘单位之间联系畅通。

（3）专业匹配　卫生健康企事业单位招聘岗位对专业背景要求比较具体，求职者专业背景的描述要符合岗位的要求。

（4）经验相符　个人经历部分要体现求职者和岗位的匹配度高。

（5）排版简明　简历不需要太华丽，简洁明了的排版会突出重点，内容清晰。可能会在招聘中先声夺人，成为应聘制胜的法宝。

3. 范本　见表 5 - 1。

表 5 - 1　个人简历

姓　名	×××	性　别	女	
民　族	汉族	出生年月	××年××月	照
政治面貌	中共党员	专业	护理学	片
学　历	大专	曾任职务	学生会文艺部部长	
毕业院校	×××学院			
专业能力	1. 专业知识与能力：在校期间主修内、外、妇、儿、基础护理技术等课程，辅修老年护理、急救护理、社区护理、护理管理等课程。熟练掌握护理基本理论、基础知识、基本技能，熟悉内、外、妇、儿、急症等专科常见病、多发病的临床护理 2. 综合技能：先后取得母婴护理中级资格证书、全国计算机等级考试二级证书；完成护理专业本科自学考试 3. 综合素质：担任学生会文艺部长，与部门同学团结协作、统筹谋划，创造性开展了首届校园艺术节、"5.12"国际护士节庆典仪式、国庆文艺会演等大型文化活动，多家媒体予以报道，受到师生广泛好评			
实践情况	××年××月至××年××月在××医院进行护理临床实习，在内科、外科、妇科、儿科、手术室、ICU 等科室轮转			
获奖情况	××年××月获学校一等奖学金、国家励志奖学金 ××年××月获××省护理技能大赛一等奖 ××年××月获××市"优秀学生干部"称号			
自我评价	本人热爱祖国、热爱护理事业，乐观向上，具有较强的沟通协作能力和吃苦耐劳精神			
求职意向	内科护士、外科护士、手术室护士、急诊科护士、ICU 护士等			

第二节　面试礼仪

一、面试前的准备

（一）心态准备

面试前感到紧张和焦虑是正常的，要调整心态，学会接纳自己的情绪，坦然看待面试。提前了解面试程序，做好面试各项准备工作。充足的准备会使应聘者在面试过程中更加从容淡定、头脑清醒，有利于水平发挥。

（二）资料准备

1. 面试资格审核材料　进入面试的应聘人员，需按照招聘岗位要求，向招聘单位提交本人相关证明材料进行面试资格审核。主要包括：个人身份证、国家认可的学历学位证书、护士执业资格证书以及岗位要求的其他材料等。

2. 面试问题准备　有针对性地准备面试问题。面试一般重点围绕专业知识水平和综合素质能力两大维度进行考察。通过护理案例分析、护理技能操作，考察应聘者专业知识掌握情况、满足临床工作需要的能力。综合素质能力的考察主要是围绕卫生健康领域相关政策、法规的认知、职业素养、执行力、沟通与协调力、团队协作、应急处置等方面展开。

3. 专业知识准备　复习职位所要求的护理专业知识，保证常用护理技能操作准确、熟练。

4. 面试时间、地点　确认面试时间和地点，规划好出行路线，提前到达，杜绝迟到。

（三）仪容仪态准备

仪表和仪态是一种无声的自我介绍，它传递人的内在修养和外在行为。用人单位会通过仪容仪态来审视求职者，护士的形象塑造应该遵循朴素的原则，要做到以下几项。

1. 头发　头发要干净、梳理整齐，前不遮眉，侧不遮耳，后不及领。若女生留长发，建议盘起头发或扎成马尾。

2. 服饰　应着正装，款式大方得体，以黑色、灰色、深蓝色为宜，配色一般不超过三种。女生若选择裙装，裙子长度不可过短；选择"V"领上衣，领口不可过低。注意服饰的整洁清爽。鞋子款式、颜色应与服装相配，保持鞋面光亮。

3. 妆容　女生应化淡妆，精简首饰；男生应洁面剃须。一般不使用香水。

二、面试中的技巧

（一）入场礼仪

守时是一种美德，也是一个人良好素质和修养的表现。求职者可提前 20 分钟到达面试地点，以便稳定情绪、检查仪容仪表等，做一些简单的准备。

进入候考室等待时，应遵守面试规定和纪律，关闭手机或调至静音；心理过度紧张，可做深呼吸，缓解压力。进入面试考场前，先敲房门三声，获得允许后再进入，未经允许不得推门进入。进门后，向考官点头或鞠躬，并简单问好。当考官让求职者坐下时，应表示谢意，同时在指定位置就座，女生坐下前要做收裙动作，坐椅子时最好坐满三分之二，上身保持自然挺直，略向前倾，双膝并拢，双手自然置于桌面或双腿上。切忌抖腿或跷二郎腿。

（二）开场礼仪

一般由主考官开场，对求职者表示欢迎，说明面试具体要求。应聘者应面带微笑、礼貌地正视对方，目光平和而有神，听对方说话时，要时有点头，表示自己听明白了或正在注意听。

（三）应答礼仪

应答是求职面试的核心内容。在面试过程中，应聘者谦虚、诚恳、自然、亲和、自信的谈话态度会引发考官的好感。答题前，求职者要认真审题，作简短思考，简单梳理答案，以便回答问题时更有条理性。答题时，要从容镇定、不慌不忙，口齿清晰，发音准确，语速恰当。遇到自己不会的问题，可以委婉地表示自己在这方面不太了解，同时表明自己今后会努力学习相关方面知识。回答完毕，应以"考生作答完毕，谢谢"作为结束语。

（四）结束礼仪

面试结尾，考官会用"感谢您来参加面试"等辞令结束谈话，但对求职者的考察还没有结束。面试者应保持沉着，无论面试情况如何，结束离场前，一定要对所有考官表示感谢，将座椅归位，鞠躬，轻轻关门离场，遇到工作人员也应主动点头致谢。

三、面试后的礼仪

面试结束后，考官们还需做综合评估，一般在面试结束当天，用人单位会在单位招聘网站上公示应聘结果，应聘者应及时查询。如没有接到通知，又对考试结果有疑问，求职者最好及时打电话或亲自去招聘单位询问应聘结果。询问结果时，仍要表达对护理工作的热爱及对用人单位的热情向往，但说话不要低三下四，应做到不亢不卑。在与对方的交谈中如果发现还有录用希望，要全力争取。讲完后要致谢，并有礼貌地轻轻关门后离开。

在应聘的所有的环节中，应聘者均要注意使用礼貌用语，保持自信与微笑，毕竟"礼多人不怪"。

.... **目标检测**

答案解析

一、选择题

1. 应试单位最看重的是自荐书的（　　）
   A. 标题　　　　　　　　B. 开头
   C. 正文　　　　　　　　D. 结尾

2. 个人简历可不包括下列哪一项（　　）
   A. 个人基本信息　　　　B. 家庭主要社会关系
   C. 教育背景　　　　　　D. 实践情况

3. 作为一名护士，面试前你应该做好下列哪一项（　　）
   A. 佩戴华丽首饰　　　　B. 关闭手机调至静音
   C. 把指甲涂成红色　　　D. 赠送考官礼物

4. 面试过程中，下列哪一项符合面试礼仪（　　）
   A. 上身自然挺直　　　　B. 两臂交叉在胸前
   C. 抖腿缓解紧张情绪　　D. 抱怨之前的工作环境

5. 面试结束后，下列哪一项不符合面试礼仪行为？
   A. 将座椅归位　　　　　B. 表达感谢
   C. 现场询问分数　　　　D. 关门离场

二、思考题

1. 求职前应做好哪些准备？
2. 面试的应答礼仪有哪些？
3. 请制作一份个人简历。

实训五　护士的求职面试礼仪

【目的】

1. 熟练掌握面试礼仪的基本要求和规范，能够与用人单位建立良好的沟通。
2. 掌握自荐信和简历的书写规范。

【学时】

2 学时。

【实施要点】

一、准备

（一）用物准备

笔、纸、空白简历首页、桌椅、面试试题、评分表等材料。

（二）环境准备

模拟面试现场。

（三）师生准备

着装规范，熟悉相关理论知识。

二、教师示教

（一）书写自荐信

1. **标题**　书写于第一排正中，字体可适当加粗。
2. **开头**　称呼在标题下另起一行顶格处，引言精炼，一般用表达感恩的语言。
3. **正文**　①简单的自我介绍，包括姓名、毕业时间、毕业院校及专业等；②重点描述实习经历和社会实践；③注明应聘原因及本人意向，表达应聘决心。
4. **结尾**　应聘的强烈愿望，以"此致、敬礼"等作为结束语，以表尊重。
5. **落款**　签写个人姓名，下方注明时间。

（二）书写简历首页

表 5-2　简历首页

姓　名		性　别		照片
民　族		出生年月		
政治面貌		专　业		
学　历		曾任职务		
毕业院校				
专业能力				
实践情况				
获奖情况				

续表

自我评价	
求职意向	

（三）面试

1. 入场　入场前，检查仪容仪表，关闭手机，先敲房门三声，获得允许后进入。进门后，向考官鞠躬、问好。当考官说"请坐"后，说"谢谢"，并在指定位置坐下，上身自然挺直，略向前倾，双膝并拢，双手自然置于桌面或双腿上。

2. 开场　主考官开场后，开始读题、思考、答题。

3. 应答　发音清晰，充满热情，答题简洁、有条理，回答完毕，以"谢谢，回答完毕"结束。

4. 结束　沉着冷静，对考官表示感谢，将座椅归位，鞠躬，轻轻关门离场。考官综合评估（表5-3）。

表5-3　××年××市××医院公开招聘面试评分表
××年××月××日上、下午

评分说明	1. 提供答案仅为参考答案。 2. 本表不得修改，如有修改，请在修改处签字，否则作废。				
考生资料	第考场号考生				
测评题目	分值	评价尺度			得分
		优秀	良好	一般	较差	
一	25	20～25	15～19	10～14	0～9	
二	25	20～25	15～19	10～14	0～9	
三	30	25～30	20～24	15～19	0～14	
举止仪表	10	10	8	6	0～5	
语言表达	10	10	8	6	0～5	
考官签字	总分					

三、学生回示

（一）模拟训练

学生6～8人为一组，逐一训练以下内容，小组内互相点评并提出修改意见。

1. 书写简历首页。
2. 模拟面试。

（二）展示点评

1. 每组展示1份简历首页，教师点评并提出修改意见。
2. 每组1人进行模拟面试，教师点评并提出修改意见。

四、师生讨论

1. 面试前，自荐信或简历污损了怎么办？
2. 应答时，如果遇到不会的题目，应该怎样应对？

【注意事项】

1. 面试落座后，切忌抖腿或跷二郎腿。

2. 如遇多个问题时，应按题目的顺序逐一回答，每道题目回答前报题号，回答完毕时说"回答完毕，下面作答第×题"，所有题目回答完毕，应以"考生作答完毕，谢谢"结束。

书网融合……

重点小结   微课   习题

第六章 护士的涉外礼仪

PPT

学习目标

知识目标：通过本章的学习，掌握涉外交往基本原则与禁忌，熟悉日常生活中常见的涉外行为礼仪。

能力目标：能运用所掌握的常见涉外行为礼仪进行临床工作。

素质目标：树立良好的国际职业形象，提升自身的职业素养。

随着社会的不断发展，国家的不断昌盛，我国与世界各国在政治、经济、文化、教育、科技、体育等方面的交往增多，医院的对外交往、学术交流也日益频繁，作为护理工作者，我们需要学习和掌握一定的涉外礼仪常识，以适应涉外事业发展的需要。涉外礼仪就是对涉外交际礼仪的简称，即人们在对外交往中，用以维护自身形象，向国际交往对象表示尊敬与友好的约定俗成的习惯做法。其基本内容就是国际交往惯例，指的是参加国际交往时必须认真了解并遵守的常规通行的做法。概括而言，就是国际通则。

第一节 涉外交往的基本原则

情境导入

情境：患者，男，美国留学生，信仰基督教。入院前 1 天无诱因上腹部不适，后转移右下腹疼痛，压痛和肌紧张，无腹泻呕吐，无里急后重，血常规检查 WBC 偏高，初步诊断为阑尾炎，准备手术治疗。

学习本节内容，请同学们完成以下任务：
与该留学生沟通的过程中应该注意哪些问题？

在对外交往中，护理工作者所代表的不仅仅是个人，还代表所在单位的形象，甚至代表整个国家的形象。护理工作者的一言一行、一举一动，都应符合涉外礼仪规范，维护国家、单位及个人的形象和声誉。因此，护理工作者在涉外交往中，应遵循以下几个基本原则。

一、不卑不亢

在参与国际交往中，要时刻牢记国家和民族的利益高于一切，忠于祖国和人民，坚决维护国家的主权和民族的尊严。对任何交往对象都应一视同仁，给予同等的尊重与友好，不对大国小国、强国弱国、富国贫国亲疏有别。

国际礼仪中的不卑不亢原则，最重要的是保持人格平等。要做到不卑不亢，首先，要尊重自己，以自尊、自爱、自信为基础，乐观坦诚、落落大方。其次，要尊重他人，平等待人、礼貌待人，尊重对方的宗教信仰及生活习惯。最后，尊重他人隐私在涉外交往中尤为重要，尊重个人隐私与否，被视作一个人有没有教养、能不能尊重和体谅交往对象的重要标志之一。在涉外交往中，应着重回避个人经历、经济情况、恋爱婚姻、家庭地址和宗教信仰等问题。

二、求同存异

求同存异是指在涉外交往中，求大同存小异。求大同，就是要遵守礼仪的国际惯例——礼仪的"共性"；存小异，即不可以一概否定他国的礼俗，不可忽略礼仪的"个性"。在涉外的交往中应遵守礼仪的国际惯例，取得共识，促进沟通，即要采用本国礼仪，也要兼顾交往对象所在国家的礼仪；同时了解交往对象的礼仪习俗禁忌，理解和尊重礼仪习俗上的差异，避免交往的误会，减少交往中不必要的麻烦。从"共性"而言，比如握手礼是通行于世界各国的见面礼仪，以握手礼这一"共性"礼仪作为见面礼仪，与世界各国人士交往都是适用的；从"个性"而言，比如见面时的礼节，世界各国有着不同的表达方式，中国的拱手礼，欧美的吻面礼、吻手礼和拥抱礼，泰国的合十礼，韩国的跪礼，日本的鞠躬礼，以及阿拉伯的按胸礼，它们的讲究各有不同，这都属于礼仪的"个性"。

三、入乡随俗

俗话说"十里不同风，百里不同俗"，风俗习惯是由于地域、种族、历史、文化的不同，不同国家、地区、民族延续成习的特殊精神文化方面的传承，涉及衣、食、住、行以及交往应酬等各方面。入乡随俗是指在涉外交往中，要尊重外国友人特有的习俗，以表示对其尊敬及友好之意。世界各国家、地区、民族，在其历史发展进程中，形成了各自的宗教、语言、文化、风俗和习惯，相互之间存在着不同程度的差异。这种差异是不以人的主观意志为转移的，也不是任何人能强求统一的。例如在用餐时，东亚国家多用筷子，欧美国家则多用刀叉，而阿拉伯人则多直接以右手取用食物。学习和尊重各国特有的习俗，能够增进理解和沟通，如果了解不够，或许会无意做出一些被对方视为"伤风败俗"的事情。比如，去法国人家中做客时，送主人杜鹃花会让主人感到不适，因为在法国，杜鹃花代表着不吉利。

四、热情有度

在涉外交往中，要把握好待人热情友好的具体分寸，即热情有"度"。对待外宾既要热情大方，又不能轻浮谄媚。因此，需要掌握以下四个"度"。

1. 关心适度 对外国人，不宜表现得太过关心，切勿让对方觉得我们管得过多，因为外国人特别在意自我空间。

2. 举止适度 在与外国人相处时，务必要对自己的举止多加注意，切勿因为自己举止不当而引起误会，或是失敬于人。

3. 距离适度 视双方关系的不同，与外国人进行交往应酬时，应与对方保持适度的空间距离。

4. 批评适度 在一般情况下，对于外国人的所作所为，只要不触犯我国法律，不悖于伦理道德，没有辱没我方的国格人格，不危及自身安全，通常就没有必要去评判其是非对错，尤其是不宜当面对对方进行批评指正。

五、信守约定

在一切正式的国际交往中，必须认真严格地遵守自己的承诺。信誉就是效率，信誉就是形象，信誉就是生命，讲究信誉，遵守承诺，言行一致，既是对交往对象的友好与尊重，也是对自己的尊重和形象的维护。因此，在参加各种涉外活动时要做到以下几点。

1. 许诺必须谨慎　不管是答应交往对象所提出的要求，还是自己主动向对方提出建议，或者是向对方许愿，都一定要深思熟虑，量力而行，一切从自己的实际能力以及客观可能性出发，切勿草率行事。

2. 承诺必须兑现　承诺一旦做出，就必须兑现，不可违约。要做到"言必信，行必果"。

3. 失约必须致歉　如遇到难以抗拒的因素，或有约难行，需要尽早向有关人员进行通报、解释、致歉，不可避而不谈，甚至拒绝向交往对象道歉。

第二节　涉外交往的基本礼仪

由于各个国家和地区在语言、文化背景、风俗、习惯和宗教信仰等诸多方面存在着不同，因此，在国际交往中，了解涉外礼仪的相关知识是涉外工作人员赢得双方友谊和合作的必要条件。涉外交往的基本礼仪主要从着装礼仪、餐饮礼仪、出行礼仪和馈赠礼仪四个角度来介绍。

一、涉外交往的着装礼仪

在进行涉外交往时，衣着的基本礼仪要求是：得体而应景。即作为涉外人员，应当懂得依照自己所处的具体场合，选择与其所相适应的服装。根据涉外礼仪的规范，涉外人员所接触的具体场合大体可以分为以下三类。

（一）公务场合

公务场合，指涉外人员处理公务的场合。在公务场合，涉外人员的着装应当重点突出"庄重保守"的风格。作为护理人员，我们上班时的着装应符合护士着装要求，着护士服、护士裤、护士鞋、戴护士帽。如在其他的公务场合，着装应为标准的套装、套裙或制服，一般为深色毛料。具体而言，男士最好是身着藏蓝色、灰色的西装套装或中山装，内穿白色衬衫，脚穿深色袜子、黑色皮鞋。穿西装套装时，务必要领带。女士则身着单一色彩的西服套裙，内穿白色衬衫，脚穿肉色长筒丝袜和黑色中高跟皮鞋，同时可搭配颜色适宜的丝巾作为提色亮点；也可以着单一色彩的连衣裙，但是尽量不要选择以长裤为下装的套装。

（二）社交场合

社交场合，是指工作之余在公众场合和同事、商务伙伴友好地进行交往应酬的场合，涉外人员的着装应当重点突出"时尚个性"的风格。在社交场合，最好不要穿制服或便装。着装时不要过于保守从众，但也不宜过分地随便邋遢。在需要穿着礼服的场合，男士穿着黑色的中山套装或西装套装，女士则穿着单色的旗袍或下摆长于膝部的连衣裙。最具有中国特色的是黑色中山装套装与单色旗袍，应用最为广泛。

（三）休闲场合

休闲场合，是指在工作之余一个人独处，或者在公共场合与其他不相识者共处时所在的场合。涉外人员的着装应当重点突出"舒适自然"的风格。衣着不必过于正式，一般不宜穿套装、套裙或制服，与所处的具体环境不符，不利于休闲活动的进行，如运动、旅游时。

二、涉外交往的餐饮礼仪

在涉外交往时，招待外宾或参加涉外活动，须注重餐饮礼仪，具体包括宴请礼仪、西餐礼仪、饮用咖啡礼仪。

（一）宴请礼仪

以宴请方式款待外宾，是涉外交往中经常进行的活动，在宴请中占有举足轻重的地位。举行何等规格的宴请，常根据政治气候、宾客身份、贵宾所属国文化传统及民族习惯而定。

宴请前应做好各种准备工作：宴会前发请柬，讲话稿，安排迎送事宜，考虑如何照料、陪伴，确定服务员、服务规格，确定餐具、酒水和菜肴道数及宴会后的送别等。

（二）西餐礼仪

1. 座位的排序 西餐桌次的高低依距主桌远近而定，右为高，左为低，桌数多时应摆放桌次牌。吃西餐均用长桌。客人席位的高低，依距主人座位远近而定。西方是以女主人座位为准，男女交叉，主宾坐在女主人右上方，主宾夫人坐在男主人的右上方。排列席位时，应按照面门为上，女士优先，以右为尊，距离定位，交叉排列的规则（图6-1，图6-2）。

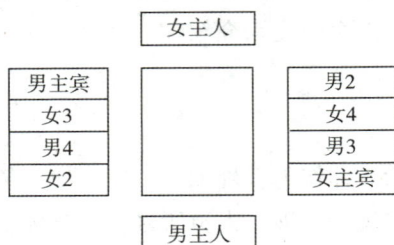

女3	男主宾	女主人	男2	女4
男4	女2	男主宾	女主宾	男3

图6-1 座位排序1

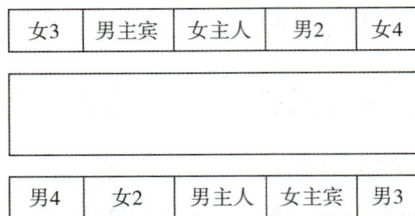

图6-2 座位排序2

2. 餐巾的使用 西餐中的餐巾分为午餐巾和晚餐巾。午餐巾可以完全打开铺在膝上，晚餐巾只打开到对折为止。餐巾打开后应平铺在大腿上，不能围在脖子上或折在腰间。已经启用了的餐巾应该一直放在大腿上，要等散席时才可拿回桌子上。用餐中途需离席时，稍微折一下放在椅上。

3. 西餐的吃法 西餐习惯上菜的顺序是冷盘、汤、热菜，最后是甜食和水果。一般情况下，要等同桌人的菜全部上齐后，才能开始吃。

用餐就座身体要端正，与餐桌的距离以便于使用餐具为准。文明进餐，每次送入口中的食物不宜过多，在咀嚼时不要讲话，更不可主动与人谈话，避免食物喷出或掉出。吃东西要闭嘴咀嚼，不要舔嘴唇或咂嘴发出声音，更不可打嗝，如汤菜过热，可等稍凉后再吃，不要用嘴吹。吃鱼、肉等带刺或骨的菜肴时，不要直接外吐，可用餐巾捂嘴轻轻吐在叉上放入盘内。如盘内剩余少量菜肴时，不要用叉子刮盘底，更不要用手指相助食用，应以小块面包或叉子相助食用。吃面条时，要用叉子先将面条卷起，然后送入口中。面包一般要掰成小块送入口中，不要拿着整块面包去咬。抹黄油和果酱时，也要先将面包掰成小块再抹。就餐时不可高声谈笑，不可搭嘴插话，对自己不愿吃的食物也应要一点放在盘中，以示礼貌。

中外饮酒习俗有差异，对外宾可以敬酒，不宜劝酒，尤其是不能劝女宾干杯。不可在餐桌边化妆或用餐巾擦鼻涕。暂时离开时，刀、叉应交叉摆放或摆成"八"字，以示尚未吃完。若将刀、叉并拢放在盘子上，刀右叉左，叉面向上，则表示不想吃了。

在参加涉外自助餐要注意自觉排队、取菜适量，如取食客人较多，按顺序排队取食，或稍等人少时再取食，忌逆人流取食。取食时按凉菜（冷盘）、热菜（主菜）、点心、水果的次序分盘适量取用，一次取一盘，忌不分青红皂白取用满盘或一次拿多盘，盘中食物吃完后再取。如遇到本人不能吃或不爱吃的菜肴，当服务员上菜或主人夹菜时，可轻声谢绝，或取少许放在盘内，对不合口味的菜，不宜表露出不喜的表情。

（三）饮用咖啡礼仪

饮咖啡是一种文化，必须注重礼节，才能感受到它的温馨。一般认为，自制咖啡档次较高，速溶的咖啡节省时间。饮用咖啡时可加入牛奶和糖，称为牛奶咖啡；可以不加牛奶和糖，称为清咖啡。

咖啡匙是专用来搅拌咖啡的，在用匙把咖啡搅匀以后，应把咖啡汤匙取出放在咖啡盘中，以不妨碍喝咖啡为原则。饮咖啡时，应用右手的拇指和示指握住杯耳，左手轻托杯盘，慢慢将杯移近嘴边轻啜，不可满把握杯，大口吞咽，也不要俯首就杯而饮。饮咖啡时，一定不要发出声响。饮咖啡吃点心，不要手拿点心，一手持杯，吃一口、喝一口地交替进行，而应在饮咖啡后放下咖啡杯，才可吃点心。

三、涉外交往的出行礼仪

在涉外交往出行时，常用到的有行进礼仪、电梯礼仪、乘车船礼仪和出入门礼仪。

（一）行进礼仪

当与外国友人在道路行进时，一种是并排行进，遵循的原则是"以右为上"或"居中为上"，陪同人员应当主动走在外侧或两侧，陪同对象则走在内侧或中央。另一种是单行行进，遵循的原则是"居前为上"，即陪同对象走在队伍的前方，陪同人员需在左前方进行引导，引路时应侧身面向被引导者，必要时提醒陪同对象"小心阶梯""注意安全"等。

（二）电梯礼仪

陪同人员应稍候陪同对象。进入无人控制的电梯时，陪同者应首先进入，并负责控制电梯。如果电梯内有人控制电梯，陪同者最后进入。离开电梯时，陪同者一般最后一个离开。如果由于人多陪同者被迫堵在门口，首先出去也不是失礼的行为。

（三）乘车船礼仪

在乘坐交通工具时，上下的具体顺序为：上下轿车时，请陪同对象首先上车、最后下车，陪同人员最后上车、首先下车。上下火车、飞机时，陪同对象首先上车、下车，陪同人员居后。当陪同对象不清楚具体情况时，可由陪同人员先行一步，引导陪同对象或为其开路。上下轮船时，顺序通常与上下火车相同。不过若舷梯较为陡峭时，陪同对象先上后下，陪同人员后上先下。

（四）出入门礼仪

出入房门时，陪同人员通常负责开门或关门。进入房间时，若门向外开，陪同人员首先拉开房门，然后请陪同对象先入内。若门向内开，则陪同人员首先推开房门，进入房内，然后请陪同对象进入。离开房间时，若门向外开，陪同人员首先出门，然后请陪同对象离开房间。若门向内开，陪同人员在房内将门拉开，然后请陪同对象首先离开，自己再离开房间。

四、涉外交往的馈赠礼仪

世界各国，由于文化上的差异以及不同历史、民族、社会、宗教的影响，在馈赠问题上的观念、喜好和禁忌有所不同。如果运用得当，送礼能巩固双方之间的业务关系；运用不当则会有碍于业务联系。

（一）亚洲国家的馈赠

亚洲国家在社会、民族、宗教上有很大的不同，但却在馈赠方面有很多相似之处。主要表现在以下方面。

1. 形式重于内容 名牌商品或具有民族特色的手工艺品是较好的礼品。至于礼品的实用性，则屈居知识性和艺术性之后，尤其是日本人和阿拉伯人，非常重视礼品的品牌和外在形式。

2. 讲究馈赠对象　一般来说，送给老人和孩子礼品常常是令人高兴的。但若是送他人妻子礼品，则需考虑交往双方的关系及对方的忌讳。如阿拉伯人最忌讳对其妻子赠送礼品，这被认为是对其隐私的侵犯和对其人格的侮辱。在阿拉伯国家，初次见面时送礼可能会被视为行贿，切勿把用旧的物品赠送他人，不能把酒作为礼品。

3. 崇尚礼尚往来　在亚洲，人们认为来而不往会有失尊严，有损自身的形象。因此，一般人都倾向于先送礼品予他人。在回礼时，常在礼品的内在价值、外在包装上更下功夫，以呈现自己的慷慨和对他人的恭敬。

（二）西方国家的馈赠

西方国家与东方国家不同，在礼品的选择喜好等方面没有太多讲究，其礼品多姿多彩。

1. 实用的内容加漂亮的形式　西方人对礼品更倾向于实用，一束鲜花、一瓶好酒、一盒巧克力、一块手表，甚至一同游览、参观等，都是较好的礼品。可通过提高礼品的品牌和包装形式，提高效果。

2. 讲究礼品包装　国外非常讲究礼品包装，礼品一定要用彩色纸包装，然后用丝带系成漂亮的蝴蝶结或梅花结。赠受双方喜欢共享礼品带来的欢快。西方人馈赠时，受赠人常常当着赠礼人的面打开包装并表示赞美后，邀赠礼人一同享受或欣赏礼品。

3. 讲究赠礼时机　一般情况下，西方人赠礼常在社交活动行将结束时，即在社交已有成果时方才赠礼，以避免行受贿之嫌。

涉外交往的馈赠多是为了表示对他人的祝贺、慰问、感谢的心意，只有掌握好这些赠礼常识，在交往活动中才能促进双方友谊。

第三节　涉外交往的禁忌

随着社会的发展，中国公民涉外交往的机会和场合越来越多，文明的涉外交往行为习惯，能架起沟通的桥梁，搭建展示的平台，弘扬中华民族优秀文化，展现中国公民的良好精神风貌，推动中外文化交流融合，加深各国人民之间的了解、信任与友谊。因此，在涉外交往中，要努力摒弃和纠正活动中有碍观瞻、有损形象、有悖科学、有辱国格的陋习。

一、涉外活动禁忌

（一）语言禁忌

1. 谈话要自然、亲切，表达得体　说话时可适当做些手势，但动作不要过大，更不要手舞足蹈，不要用手指指人。与人谈话时，忌与对方距离太远或过近。谈话时不要唾沫四溅。参加别人谈话要先打招呼，别人在个别谈话时，不要凑前旁听或插话。有人与自己主动说话时，应乐于交谈。第三者参与谈话，应以握手、点头或微笑表示欢迎。发现有人欲与自己谈话，可主动询问。谈话中遇有急事需要处理或需要离开，应向谈话对方打招呼，表示歉意。

2. 谈话要照顾在场的所有人　现场有多人时，注意与在场的所有人攀谈，忌只与一两个人说话而不理会在场的其他人，或仅与个别人谈两个人知道的事而冷落其他人。讨论时忌大声辩论、高谈阔论、恶言恶语、寻根问底、争吵辱骂、出言不逊等。

3. 交谈时要给他人发表意见的机会　在相互交谈时，目光应得体，注视对方，善于倾听对方谈话，不轻易打断他人的发言，不冷落他人、独谈到底，也不轻易表态、打断异议，更不能纠缠不止、随便插话。一般不提与谈话内容无关的问题。如对方谈到一些不便谈论的问题，不对此轻易表态，可转移话题。对方发言时，忌伸懒腰、看手表、玩物品、左顾右盼、心不在焉、注视别处等漫不经心的动作。交谈中不涉及他人隐私，尤其是不问收入、不问女士年龄；主动回避敏感问题，如宗教信仰、人权、当事国的内政事务等；谈话的内容不涉及疾病、死亡等不愉快的事情；不谈一些荒诞离奇、耸人听闻、黄色淫秽的事情；对方不愿回答的问题不要追根问底；无意中谈起对方反感的问题或发现对方对自己谈论的话题不感兴趣时，立即转移话题；不批评、议论长辈或身份高的人员。

知识链接

　　在涉外护理中，除语言交流外，非语言交流技巧对于建立信任和理解至关重要。有效的非语言交流技巧如下。

　　1. 目光接触　能传达尊重和关注。护士需保持自然、适度的目光交流，既不过于热情，也不过于冷淡，以免让患者不舒服。交谈时，保持平视或稍倾斜的姿态更显亲切。目光接触时间应控制在谈话时间的 30%~60%，尤其是与异性患者交流时，每次对视不宜超过 10 秒。

　　2. 面部表情　是表达情感和态度的直接方式。护士应经常面带微笑，以显示关心、爱心、同情和理解。微笑需要真诚、自然、适度，避免滥用或在不适当的场合使用。例如，在患者伤心或病故时，应避免微笑。

　　3. 肢体语言　包括手势、身体动作等，可以丰富交流内容，增强表达力。护士可用点头、摇头等动作表达情感。

　　4. 空间距离　保持适当的空间距离，可以尊重患者的个人空间，避免产生不适或误解。

　　5. 触摸　可以传递关怀、同情、安慰和支持。护士可根据患者的年龄、性别、文化背景和病情等因素，谨慎使用触摸技巧。例如，对儿童可以搂抱、抚摸；对成年患者，可以轻轻拍背、按摩等。触摸时应注意观察患者的反应，避免产生误解或不适。

　　6. 倾听　是非语言交流中的重要环节。护士应全神贯注地倾听患者的陈述，保持眼神接触和适当的身体前倾姿势。通过倾听，护士可以了解患者的需求和感受，为进一步的护理和治疗提供依据。

　　7. 沉默　有时，沉默也是一种有效的非语言交流方式。它可以为交流双方创造一个整理思路和适应的过程。在患者情绪激动或需要思考时，适当的沉默可以表达理解和支持。

（二）拍照禁忌

　　在涉外活动中，人们在拍照时，必须不能违反特定国家、地区、民族的禁忌。凡在边境口岸、机场、博物馆、住宅私室、新产品与新科技展览会、珍贵文物展览馆等处，严禁随意拍照。在被允许的情况下，对古画及其他古文物进行拍照时，严禁使用闪光灯。凡在"禁止拍照"标志的地方或地区，应自觉忌讳拍照。

（三）卫生禁忌

　　1. 个人卫生　应清洁整齐、着装得体，忌蓬头垢面，忌衣衫鞋帽或领口袖口不洁。在正式场合，忌讳挖眼屎、擤鼻涕、抠鼻孔、挖耳秽、剔牙齿、剪指甲等不卫生的动作。患有传染病的人不得参加外事活动。

　　2. 环境卫生　应保持环境干净整洁，切忌随地吐痰、乱弹烟灰、乱丢果皮纸屑或其他不洁之物，忌讳把雨具及鞋下的泥水、泥巴等带入室内，忌讳把痰盂等不洁器具放在室内醒目的地方。

二、涉外交往中数字、肢体和颜色禁忌

（一）对数字的禁忌

如日本、朝鲜等对"4"字有忌，把"4"视为预示厄运的数字；而对 9、7、5、3 等奇数和 108 等数颇为青睐，对"9"及"9"的倍数尤其偏爱（但日本人不喜欢 9），所以与日本友人互赠礼品时切记不送数字为 4、谐音为 4 的礼品；不要安排日本人入住 4 号、14 号、44 号等房间。大多数西方国家忌讳"13"和"星期五"这两个灾难数，却对"3"和"7"很喜欢，认为这两个数字包含着吉利。在涉外活动中要避开与"13""星期五"有关的一些事情，更不要在这一天安排重要的政务、公务、商务及社交活动。

（二）肢体的禁忌

同一个手势、动作，在不同的国家里表示不同的意义，比如拇指和示指合成一个圈，其余三个手指向上立起，在美国表示 OK，但在巴西，这是不文明的手势。在中国，对某一件事、某一个人表示赞赏，会跷起大拇指，表示"真棒"！但是在伊朗，这个手势是对人的一种侮辱，不能随便使用。

适当地运用手势，可以增强感情的表达；但与人谈话时，手势不宜过多，动作不宜过大，应给人含蓄而彬彬有礼的感觉。欧美的老年人，多忌讳由别人来搀扶。他们认为这有损于体面，是受轻视的表现。对长者、女士或陌生人，忌主动而随便地握手。在行进中，忌醉步摇斜、随地吐痰或乱扔废物。路遇熟人时，忌在路中央交谈或在路旁久谈；与女子路谈，应边走边谈，忌在路边立谈。穆斯林忌讳用左手给人传递物品特别是食物，给穆斯林传递东西时，请注意不要用左手。

（三）对颜色的禁忌

日本人认为绿色是不吉利的；巴西人以棕黄色为凶丧之色；欧美国家以黑色为丧礼的颜色；叙利亚人将黄色视为死亡之色；比利时人最忌蓝色；土耳其人认为花色是凶兆，布置房间时不用花色；埃及人认为蓝色是恶魔的象征。

三、涉外交往中常见的宗教禁忌

（一）基督教

进教堂要态度严肃，保持安静。在聚会和崇拜活动中禁止吸烟。基督教徒一般不吃血制食品。

（二）天主教

根据天主教的传统，天主教的主教神父是不结婚的。进入教堂应保持严肃的态度，切忌衣着不整或穿拖鞋和短裤。

（三）伊斯兰教

伊斯兰教奉《古兰经》为经典，其基本教义是信仰安拉。安拉在中国又称真主，他主宰一切，该教同时要求信徒们必须无条件地信仰安拉的使者——穆罕默德。

信仰伊斯兰教者被称为穆斯林，意即"顺从者"。穆斯林的衣服一般是双襟白衬衫以及白布缝制的裤子。

该教有严格的禁食制度，规定教徒要食清洁的食物，除非特殊情况，不得食用未诵安拉之名宰杀的牲畜、死物、血液和猪肉，禁止饮酒。

（四）佛教

在信仰佛教的国家里，如泰国、缅甸等东南亚国家，人们非常敬重僧侣。僧侣和虔诚佛教徒一般

是素食者。他们非常注重头部，忌讳别人提着物品从头上掠过；小孩头部也不能随便抚弄，他们认为只有佛和僧侣活是父母能摸小孩的头，信仰意为祝福，除此就是不吉利，会生病。当着僧人的面不能杀生、吃肉和喝酒。

（五）印度教

印度教（比如印度、尼泊尔等国）的教徒奉牛为神，认为牛的奶汁哺育了幼小的生命，牛耕地种出的粮食养育了人类，牛就像人类的母亲一样。他们不吃牛肉，而且也忌讳用牛皮制成的腰带、皮带。

（六）犹太教

犹太教认为，唯一可食用的哺乳动物是反刍并有分蹄的动物，如牛肉，而不允许吃猪肉和马肉。大部分禽类是允许的，但禁食鸵鸟。犹太教认为"血是生命的液体"而严禁食用。此外，奶品和肉品必须分开食用。

目标检测

答案解析

一、选择题

1. 在涉外交往中不需要遵循的原则是（　）
   A. 不卑不亢　　　　　　　B. 入乡随俗　　　　　　　C. 爱国排他
   D. 热情有度　　　　　　　E. 求同存异

2. 当参加涉外宴会时，以下穿着不适合的是（　）
   A. 灰色西装套装　　　　　B. 藏蓝色套裙　　　　　　C. 黑色长连衣裙
   D. 黑色皮裙套装　　　　　E. 藏蓝色中山装

3. 若你的一位患者是穆斯林，在安排饮食时应避免（　）
   A. 牛肉　　　　　　　　　B. 羊肉　　　　　　　　　C. 猪肉
   D. 鸡肉　　　　　　　　　E. 鱼肉

4. 信仰什么宗教的国家非常注重头部，即使是小孩的头也不能随便摸（　）
   A. 基督教　　　　　　　　B. 佛教　　　　　　　　　C. 道教
   D. 伊斯兰教　　　　　　　E. 天主教

5. 进入天主教堂时应避免穿着（　）
   A. 牛仔裤　　　　　　　　B. 裙子　　　　　　　　　C. 拖鞋和短裤
   D. 西装领带　　　　　　　E. 衬衫

二、思考题

1. 结合本章案例，试分析如何与美国留学生进行术前沟通及术后饮食护理沟通。

2. 患者，女，美国人，剖宫产术后给予静脉输液抗感染治疗。此期间患者需排尿，但是患者不习惯于床上排尿，在自行带着输液瓶如厕不方便的情况下，护士主动提出给予帮助，却几次都被谢绝了。护士针对这种情况如何处理？

书网融合……

重点小结　　　　　微课　　　　　习题

第七章 护士工作礼仪

PPT

学习目标

知识目标：通过本章学习，掌握门诊、急诊、病区、手术室护士的工作礼仪，熟悉护理工作礼仪的基本要求及护理操作礼仪，了解门诊、急诊、病区、手术室护士的岗位素质。

能力目标：能运用所掌握的工作礼仪及护理操作礼仪进行临床工作。

素质目标：树立良好的职业形象，以精湛的护理技术和规范的护理礼仪为患者提供优质周到的护理服务。

情境导入

情境：患者，女，27 岁，因"腹痛，伴呕吐 2 小时"到内科门诊就诊。候诊时患者在卫生间突然晕倒送至急诊室，查体：血压 85/60mmHg，痛苦面容，面色苍白，腹肌稍紧张，下腹压痛、反跳痛；询问病史，患者停经 50 天，阴道少量流血 3 天。请妇产科会诊，妇查：后穹窿穿刺抽出 10ml 不凝血；B 超检查提示：异位妊娠破裂，立即送急诊手术。

学习本章内容，请同学们完成以下任务：

1. 门诊护士在患者突然晕厥时应怎样处理？

2. 急诊护士接诊时应注意哪些护理礼仪事项？

3. 手术室护士应如何做好手术护理礼仪？

随着"生物－心理－社会"医学模式的广泛应用和护理学科的发展，人们更加注重生命的质量，对护理的内涵有更高的要求。护理工作是科学与艺术的结合，是护理人员素质、修养、行为、气质的综合反映，也是护理人员职业道德的具体表现。因此，作为一名新时代的护理工作者，不仅需要拥有丰富的理论知识和熟练的操作技能，还要不断提高自身素质，具备良好的职业礼仪修养。

第一节　门诊与急诊护士工作礼仪

整体护理已成为当今护理的新理念，人们对医疗服务的需求越来越高，为患者提供全面优质的服务，是现代医学发展的需要。所以护士必须具备良好的职业素养，了解患者的心理状态、心理需求，使自己的言行符合人际交往的行为规范，匹配工作岗位的要求，这样才能为患者提供优质的护理服务。

一、门诊护士工作礼仪

门诊是医院面向社会的窗口，是患者就医的第一环节，门诊护士的服务直接影响医院的整体形象。门诊护士应为患者创造一个整洁、舒适的就医环境，一个亲切、健康向上的人文环境。所以要求门诊护士必须有端庄的外在形象和良好的交际礼仪修养。

（一）门诊护士的岗位素质

1. 良好的道德素质　门诊护士要热爱门诊护理岗位工作，具有崇高的护理职业道德、诚实的品格和较高的慎独修养。每天面对不同的来院就医的患者，门诊护士应具有高度的责任感和同理心，文明礼貌、平等待患、忠于职守，全心全意为患者服务。

2. 深厚的文化素养　门诊护士是医院接触患者的第一人，门诊护士的形象也代表着医院的形象。门诊护士应不断拓宽知识面完善自己，构建合理的知识结构，具备深厚的文化底蕴，这样才能真正做到优雅大方、知书识礼，维护"白衣天使"的职业形象和医院的良好形象。

3. 系统全面的专业知识　门诊护士要具备系统全面的专业理论知识和较强的实践技能，具有敏锐的观察能力和分析问题、解决问题能力。遇到特殊情况时，能够果断做出决策，采取有效的解决措施。同时，还需具有较强的人际沟通和健康宣教的能力，指导患者转变健康观念，采取促进、维持和恢复健康的有效行为。

4. 健康的身体素质　门诊护士每天都要接待护理大量的患者，需要有健康的身体才能完成。因此，护士必须身体健康、精力充沛、仪表大方。

5. 乐观、豁达的心态　门诊患者由于病痛的折磨，对疾病和治疗过程缺乏正确的认识，加之就诊环节的繁琐，患者和家属往往容易情绪激动，产生过激的语言或行为，这时就需要护士具有良好的心理素质，正确对待出现的问题，并妥善加以解决。因此，门诊护士应保持乐观、开朗、豁达、健康的心理状态，情绪稳定，具备良好的忍耐力及自我控制能力。

（二）门诊护士接诊礼仪基本要求

1. 仪表文明端庄　门诊护士上岗着装应规范、整洁、端庄；妆容适度，不戴首饰；发型做到短发不过衣领，长发盘髻，发饰素雅；佩戴的胸牌清晰、端正。仪容仪表的庄重、典雅能充分展示出护士沉稳、亲切、干练、敬业的职业风采，也是对患者尊重的具体表现。

2. 语言礼貌规范　门诊护士接诊时语言要文明谦和，语意要准确易懂，语音要清晰柔和。如门诊导诊护士见到患者应热情地迎上，说："请问我能帮助您做些什么吗？""请您先到挂号处挂××科号，然后按顺序到诊室看病。""请您跟我到××诊室就诊。""请您坐此稍候。"等。遇到行动不便的患者，应主动上前搀扶，必要时用轮椅接送，给病痛中的患者带来温馨和安慰。

3. 表情热情真诚　门诊护士接诊时表情应当亲切热情，面露理解的微笑、关爱的眼神，能减轻患者的焦急不安感，从心灵上给予其温暖与鼓舞。

4. 举止文雅大方　门诊护士接诊患者时的基本姿势动作应端庄、轻柔，工作中举止应规范、准确、娴熟，注意动作、语言和表情的情感表露要一致，真诚服务于患者。

知识链接

门诊护士的工作沟通技巧

门诊护士要做到：一到，服务到位；二微笑，微笑服务、微笑接待；三问，问好、问病情、问需要；四心，爱心、热心、细心、耐心。与家属沟通过程要"您"字当头，"请"字当先，"谢谢"二字不离口。

（三）门诊护理工作中的礼仪内容

1. 环境适宜，布局合理　患者的候诊与就诊环境要求布局合理，路牌、标志醒目；护士要维持候诊、就诊秩序，保持门诊环境安静整洁，定期检查相关设施设备，保证能正常使用；适当摆放花草，根据专科特色做相关疾病的健康宣教栏，供患者候诊时学习观看。

2. 热情接待，一视同仁 对于患者而言，无论地域种族，男女老少，都希望能得到重视，获得同情和理解，希望得到最好的诊治和护理。因此，门诊护士应热情接待每一位患者，主动和蔼地打招呼，询问是否需要帮助，并合理地安排就诊的顺序。

3. 主动介绍，指引方向 患者从挂号、就诊、取药到做各项辅助检查，需要经过几个不同的环节和不同的场所，需要护士的引导和帮助。护士应耐心、详细地说明行走路线和方法（图7-1）。遇到特殊情况时，在工作允许的情况下，护士可带领患者走一段路程（图7-2），对病情较重、行走不便的患者要主动协调用轮椅或平车护送。

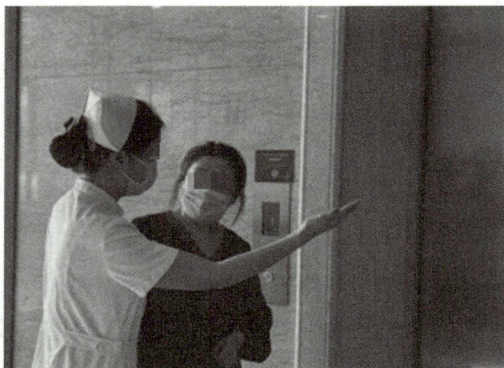

图7-1 指引路线

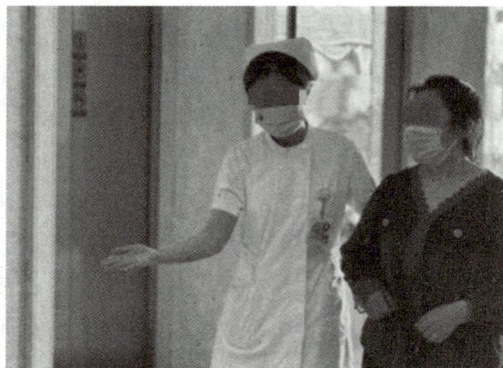

图7-2 引导患者

4. 特事特办，灵活机动 患者候诊时，门诊护士应随时观察患者的病情，对特殊患者要主动给予关爱，如高龄患者、高热患者、危重症患者、临产患者、赶火车或赶飞机的患者，应该酌情简化就医的程序给予关照。对待军人要注意军人有优先的特殊待遇。门诊护士要灵活机动合理安排就诊的顺序，同时也要注意向待诊的其他患者做好解释，并征得理解和同意。

5. 规范治疗，服务周到 对需要治疗的患者要先按操作项目做好"三查七对"，杜绝差错事故发生，对治疗措施做充分的操作前解释，尊重患者的知情同意，操作治疗中要严格执行操作规程，动作应轻柔、敏捷、娴熟，神情应专注，态度语言要和风细雨；治疗结束后做好必需的医嘱及注意事项交代，留下联系方式，礼貌送别。

6. 健康教育，沟通互动 患者候诊时，门诊护士可采用口头、图片、板报、录像及发放健康教育处方等形式开展健康教育。由于患者的文化程度、接受能力存在差异，门诊护士的语言要通俗易懂，表达准确，态度诚恳，对患者的提问应耐心、细致地予以回答，并注意及时沟通。

二、急诊护士工作礼仪

急诊科是医院诊治急症患者的场所，是抢救患者生命的第一线。急诊科工作突出在"急"字上，对危及生命的患者和突发意外灾害事件，需立即组织人力、物力，按照急救程序进行抢救。急诊护士的工作直接关系到急危重症患者生命的转归，所以急诊护士应争取在最短的时间内，用最有效的措施进行救护，为进一步诊治争取时间。

（一）急诊护士的岗位素质

1. 良好的身体素质 急诊护理工作繁琐多样，节奏紧张，工作量大，而且护理质量要求较高。因此要求急诊护士要有健康的体魄，能耐受紧张抢救工作的压力。同时，急诊护士应开朗稳重、自信自爱、自尊自强，有坚强的意志和聪明智慧，处事从容不迫，应对自如。在工作中善于思考、分析问题，从复杂多变的状态中做出快速、准确的判断，妥善处理各种问题，用最短的时间制订出最佳抢救护理方案。

2. 稳定的心理素质 急诊室应对的患者差异很大，病因各有不同，在紧张繁忙的急救护理工作中，护士必须具备敏锐的观察力和灵活应变的能力，并有一定的批判性思维能力，在抢救过程中，养成沉着冷静、敏捷果断的工作作风，形成稳定的心理素质，能够做到遇事不慌、果断迅速、从容不迫地开展工作。

3. 精湛的护理技术 急诊护士技术水平不仅可反映医院的整体医疗水平，而且直接关系到患者的生命，对疾病转归起着至关重要的作用。作为一名急诊护士，要有扎实的业务基础和丰富的临床工作经验，具备各科综合的急救医学知识和各项急救操作能力，熟悉抢救药品的应用，掌握抢救仪器及监护仪器设备的性能与使用方法，能够判断分析常用的监测数据，从而及时、准确、迅速地完成各项抢救任务，以应对复杂多变的急诊救护工作。

4. 高度的法律意识 随着社会的发展，国家法律法规的健全，患者的法制观念日益增强，对医疗护理服务的安全质量要求不断提高。护理工作稍有疏忽，可能会造成患者的不满和投诉，甚至引起医疗纠纷。因此，急诊护理工作应严格遵循各项操作常规，牢固树立安全质量第一的法律观念和意识。

5. 良好的团队精神 急诊护士要与医生配合齐心协力抢救患者，及时沟通，分工合作。在多个科室医护人员共同抢救时，更要团结协作、紧密配合完成急救工作。要注重同事间的文明礼貌，互相理解尊重。

（二）急诊护士接诊礼仪基本要求

1. 技术精湛，决策果断 急诊护士的技术能力直接关系到患者的生命转归，也反映了医院的整体护理水平，急诊护士不仅应掌握丰富的急救理论知识、娴熟的急救技术，还应具备敏锐的观察能力及沉着冷静、机智果断的应变决策能力，以应对复杂多变的急救工作。

2. 身体健康，精力充沛 急救工作繁琐紧张，突发事件多，体力消耗大，急诊护士还必须完成全天正常的门诊诊疗工作，因此，急诊护士必须拥有健康的体魄、充沛的精力，以随时应对急救工作。

3. 端庄稳重，体贴入微 急诊患者通常有焦虑、惧怕、依赖等复杂的心理，急诊护士着装整洁、仪表端庄、举止稳重、动作敏捷、言谈体贴、态度良好，对患者的心理有着明显的良性刺激作用，可以减轻患者紧张焦虑、恐惧的心理，增强患者对医务人员的信赖和战胜疾病的信心，以确保抢救的成功。

（三）急诊救护工作中的礼仪内容

1. 主动迎接，充分准备 急诊患者病情变化急骤、来势凶险、时间紧迫，在工作中要分秒必争，迅速采取急救措施，树立"时间就是生命"的急救观念。面对突然来院的危、急、重症患者及家属，急诊护士应理解其紧张、焦虑的心情，在接诊时应主动迎接，行动敏捷，沉着、冷静，处变不惊，忙而不乱。

2. 有效配合，忙中有序 急诊患者就诊后，应第一时间内积极展开各项急救措施，在涉及医疗、护理、化验、药房等多个科室工作的救治中，急诊护士应以患者为中心，主动做好各科之间的协调工作，及时沟通，紧密配合，全力以赴地做好急救工作。

3. 急不失礼，做好疏导 急诊护士在紧张有序的工作中要有礼有节。患者由于病情危重，家属缺乏心理准备，患者与家属都易出现紧张、焦虑、恐惧及应激异常心理，对急诊患者，要富有同情关爱之心，在接诊时可以询问患者"您好，您哪不舒服""您好，您别着急，请简单谈一下发病的经过""我就在您身边，不要紧张，到了医院，医护人员都会尽力来帮助您的，您放心"。急诊护士开展救治工作的同时做好心理疏导工作，给予适当的安慰和解释，晓以利弊，尽快使患者和家属消除不良情绪，以得到更好的配合，有利于进一步的救治。

急诊护士与患者的沟通技巧

1. 快 边操作边主动沟通，快操作快沟通。

2. 爱 以高度的责任心、同情心、耐心、宽容心对患者。

3. 变 提供人性化沟通，因人沟通，因需沟通。

4. 防 沟通中慎言、慎行，增强防范意识。

第二节 病房与手术室护士工作礼仪

一、病房护士工作礼仪

近代护理学和护士教育创始人费洛伦斯·南丁格尔曾说："要使千差万别的人，都达到治疗和健康所需要的最佳身心状态，本身就是一项最精细的艺术。"护理工作蕴含着深厚的人文关怀。患者住院期间，病房护士应以优雅大方的举止亲切、温柔的关怀、文明礼貌的服务、精湛娴熟的技术，获取患者的信任和认可，并及时满足患者的需求。病房护士应以热情礼貌的态度对待患者，积极主动地安慰患者及其家属，为其提供专业贴心的服务，尽可能满足他们的合理需求，使患者能够安心住院，树立战胜疾病的勇气和信心。病房护士文明礼仪服务应做到"七声"：患者初到有迎声，进行治疗有呼声，操作失误有歉声，与患者合作有谢声，遇到患者有询问声，接打电话时有问候声，患者出院有送声。

（一）患者入院时的工作礼仪

1. 指导并协助办理入院手续 患者或家属办理住院手续时，护士一方面应对患者的疾病表示出同情和关心，另一方面要耐心、细致地指导入院患者或家属，如填写入院登记表、录入患者信息等（图7-3），亲切地询问患者是否需要帮助，不仅能够缓解患者的陌生感，同时还可给患者留下良好的第一印象，为后续的护患沟通建立了友好的开端。如遇危重患者入院，应先送患者入病房，然后再由家属代替办理入院手续，真正做到急患者所急，想患者所想，解患者所需。

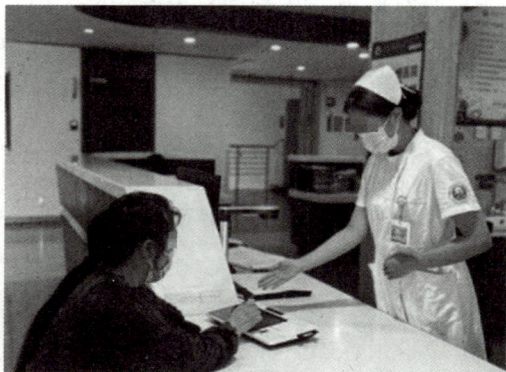

图 7-3 指导办理入院手续

2. 护送患者进入病房，做好入院指导　在护士站为患者办完入院手续后，要尽快引导患者进入病房。护士帮助患者拎包或拿行李，边走边与患者亲切交流，了解患者病情和实际困难。遇行动不便的患者，可扶患者步行；遇不能移动的患者或病情危重的患者，应用轮椅或平车护送入病房（图7-4）。运送过程中，要随时注意观察患者的病情，注意保暖，确保患者安全。送入病房后，接待护士和责任护士应就患者的病情及携带物品等进行认真、仔细地交接。

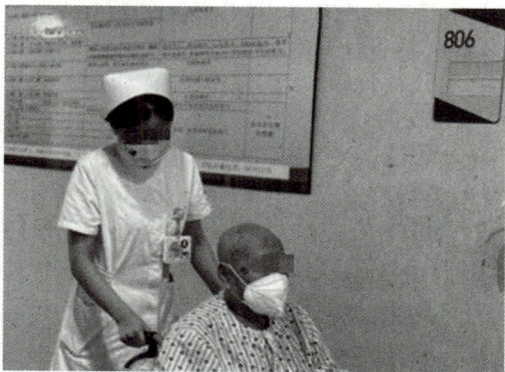

图7-4　用轮椅护送入病房

（二）患者进入病房后的工作礼仪

1. 新入院患者的接待礼仪　责任护士礼貌、主动地和患者打招呼并自我介绍。要以优雅得体的言行、恰当适度的手势、亲切友好的态度介绍科主任、护士长、主管医生和责任护士以及同病房的患者。如"阿姨，您好！我是您的责任护士××，您叫我小×就可以，住院期间有什么需要可以随时找我。您的主管医生是××，他一会儿就会来看您，您先休息。"责任护士安置好患者后，再做入院指导和入院评估。在患者病情许可的情况下，带患者了解病房环境，如医生办公室、护士站、开水间、安全通道等位置，教会患者呼叫器的使用，标本的留取时间及摆放位置，以缓解患者的陌生感。与不同年龄、不同特点的患者沟通时要做到礼貌得体，尤其在介绍住院规章制度时，应以礼貌的态度、诚恳的语气，使患者在平等互利的交流中自觉接受医院的管理，同时也能帮助患者尽快适应角色。患者愉快地接受介绍，介绍时语气要温和，措辞要委婉，尽量多用"请""您""为了您"等礼貌用语，避免使用"不准""必须"等命令式词语。

2. 患者住院期间的护理礼仪　患者住院期间，病房护士的言行举止直接影响着患者的心理和情绪，从而要求护士给予更多的关怀和帮助。在护理操作中，务必做到"四轻"：关门轻、说话轻、走路轻、操作轻。

知识链接

敬语和谦词

敬语和谦词的使用与中华文化的价值观和道德观念密切相关。敬语主要用于对他人表示尊敬、敬意或礼貌。例如，在请求帮助或询问信息时，我们常用"请问""劳驾"等敬语，以表示我们的礼貌和谦逊。谦词主要用于自我谦虚或自我贬低，以表示对他人的尊重或自己的谦逊。例如，当受到他人的赞扬时，我们常用"过奖了""哪里哪里"等谦词，以表示我们的谦虚和自知之明。通过使用敬语和谦词，人们可以表达出对他人的尊重、谦逊和礼貌，从而维护和谐的人际关系和社会秩序。

（1）言辞亲切关怀　新入院患者在适应新环境的过程，希望被尊重和重视。护士亲切关怀的问候、鼓励的话语、关心的动作，都会使患者感到温暖，缩短与患者之间的距离。因此，在查房、治疗时应用合适的尊称，要求患者协助配合说声"请"，得到配合后说声"谢谢"，与患者交谈时，需看着对方，注意眼神的交流。

（2）举止轻柔优雅　病房护士的站、坐、行姿及各种操作动作应轻柔自然、规范，行走时步履轻快敏捷，神情庄重自然，推车动作平稳，无噪声，开关门动作轻，操作动作准确，给予患者安全、优雅、轻松、舒适的感觉。

（3）技术娴熟精湛　患者入院后都有安全感的需要，渴望通过医护准确的诊断、娴熟的技术来减轻病痛，恢复健康，尤其是患者病情危急的时候，护士丰富的临床经验、及时准确地判断和处理，是患者获得有效救治的关键。如在抢救患者时，护士迅速建立静脉通道，有条不紊地采取各种抢救措施，会赢得患者和家属的信任，如若表现惊慌失措、手忙脚乱会加重患者的恐惧心理，可能导致抢救的失败。同时会引起医患纠纷。

（4）尽量满足患者的需求　对于患者不同的需求，病房护士应在合理的范围内尽量给予满足。在遵守原则的基础上满足患者的需求，不能违反医院的规章制度，不侵犯他人的利益，不违背社会公德。如患者入院后急于想获知与自己相关的疾病信息，包括诊断、治疗方案和预后情况等，病房护士应针对患者的具体情况给予健康指导，介绍有关疾病方面的知识，并做好解释工作，满足患者的需求。

（三）患者出院时的护理工作礼仪

患者经过治疗和护理，病情痊愈、好转或因其他情况离开医院，护患关系仍需维护，护士礼仪规范应有始有终。

1. 祝贺出院，征询意见　患者即将出院，首先，应对患者的痊愈或好转表示祝贺，向其表达感谢，感谢他们在住院期间对医疗工作的配合和支持。其次，征询患者和家属的意见和建议，对医护工作中存在的不足之处表示歉意，并对患者表达一如既往的关怀，随时为患者提供力所能及的服务。

2. 出院指导，细致入微　协助患者和家属办理出院手续，告知出院后的注意事项，如药物使用、饮食、活动限制等，确保患者了解并能够遵守医嘱。嘱患者根据自身病情定期门诊复查，如有不适，及时来医院就诊。

3. 出院送别，周到有礼　患者出院手续办理完毕，责任护士应协助患者整理好个人物品，协助患者离开病房。提供必要的帮助，如帮忙拿行李、推轮椅等，确保患者安全地离开病房。并嘱其多保重身体，向患者及家属告别。

二、手术室护士工作礼仪

良好的手术室礼仪是贯穿于整个手术室护理工作的一项重要内容，手术室护士要以最佳的精神面貌服务于患者，以恰当的言谈举止安慰鼓励患者，以规范专业的沟通技巧消除患者紧张、恐惧的情绪，使患者在手术过程中能够感受到来自专业呵护的温暖，营造良好的护患关系，让患者有信赖感、安全感，增强战胜疾病信心，积极配合手术，从而达到护理目标，即促进健康、预防疾病、恢复健康、减轻痛苦。

（一）术前工作礼仪

1. 态度和蔼，情绪稳定　与患者交谈时，应自然平视患者，以亲切的微笑、用通俗的语言缓慢与其交谈，给予患者表达内心感受的时间，鼓励患者说出自己的顾虑，耐心解答其疑问，将正确的观点传递给患者。掌握患者的心理动态，对患者的倾诉进行适当的引导，运用鼓励性的语言，缓解患者的不良情绪。例如"您不必担忧，手术中有任何问题，我们医护人员都会在您的身边为您解决的。"

2. 掌握技巧，因人施护　护士在访视患者时诚恳认真，不探听患者与疾病手术无关的隐私。获得患者真实情况后，应准确、客观地填写访视记录，确保记录的真实性。对不清楚或不知道的内容不要含糊回答，应询问上级或者医生后再给予答复。护士应根据不同的患者、不同的交流氛围，适时地应用一些倾听、交谈、沉默的沟通方式，对年幼患者可适当应用触摸等沟通技巧。

3. 认真查对，严防差错　手术前护士与病房护士应认真仔细地做好患者的交接与核对工作，核对患者的床号、姓名、性别、年龄、诊断、手术项目等，严防接错患者，仔细核实病房术前准备工作是否已完成。

4. 安慰鼓励，缓解压力　患者在被送往手术室的过程中，仍会出现紧张、焦虑、恐惧等心理，护士在接送患者时，应保持态度温和，表情亲切，动作轻缓，语调柔和（图7－5），可用手术成功案例激励和安慰患者，消除患者的思想顾虑，安心接受手术治疗。

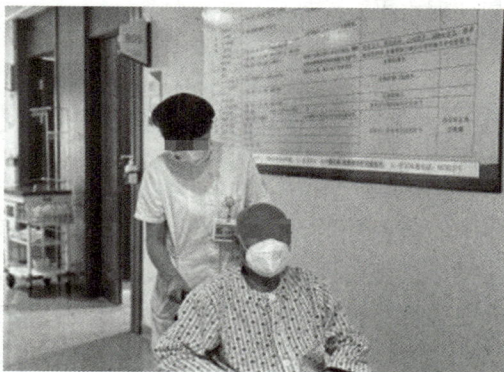

图7－5　接送患者途中

（二）术中工作礼仪

1. 礼待患者，视如亲人　大部分患者进入手术室会有陌生感和无助感，特别是在麻醉前，患者神志清醒，护士要尽量打消患者对手术室的神秘感和恐惧感，缩短护患之间的心理距离，使患者以最佳的心理状态去迎接手术。患者进入手术室时，护士应主动搀扶或推车迎接患者。进入手术室后，将患者扶到手术床上躺下并协助患者摆好麻醉体位，解释正确体位对麻醉、手术的重要性。用温暖鼓励的话语安慰患者，如"请放心，我们一直陪着您"。手术结束患者进入麻醉苏醒期，护士应轻拍患者的肩膀，并在患者耳边，轻呼患者："×先生（女士/小朋友），您醒醒，手术已经结束了，您现在感觉怎么样？"促使患者早些苏醒过来。

2. 言谈谨慎，举止从容　语言是手术室护士与手术患者联系的重要工具和纽带。手术过程中医务人员要注意言行谨慎、举止得当。所有参加手术的人员应沉着冷静、认真仔细地进行手术，任何情况下不慌乱。手术开始后医护人员应尽量减少交流，更不能议论一些会加重患者负担，甚至引起患者误会的话，如"糟了""弄错了""血不能止了"等语言。因为处于应激状态下，非全身麻醉的患者非常敏感，对医务人员的一言一行、一举一动都会进行非常认真地体会和考虑，如果术后发生不良情况，患者会把术中听到的话语及当时的情景联系起来，易产生误会，甚至引起医疗纠纷。

（三）术后工作礼仪

手术虽已结束，但术后护理工作是十分艰巨谨慎的。医护人员要时刻观察患者的病情变化及心理变化及时发现问题，确保患者身心舒适与安全，耐心解释，体贴安慰。

1. 和蔼真诚，告知效果　手术结束后，手术室护士应以和蔼真诚的态度第一时间告诉患者及等候的家属手术情况。手术效果好的，告知手术顺利，态度诚恳地感谢患者在手术中良好的配合表现，如"×××，现在您已经顺利完成手术安返病房了，感谢您在手术室的良好配合，各项指标也挺好的，祝贺您手术成功！"不是十分理想的手术，应如实告知家属，并根据患者的知情要求和对不良信息的承受力，采取适当的沟通方式选择告知。再次检查所需携带的物品，管道通畅在位后将患者送回病房进行后续治疗。

2. 认真交接，鼓励安慰 手术结束后，手术室护士护送患者安全回病房，推手术转运车转运患者时应注意匀速、平稳推行，避免剧烈震荡，始终保持头部在前，上下坡时保持患者头部在高位，避免脑水肿和再出血。护士应站在患者的头侧，便于随时观察患者的病情变化。认真详细同病房护士交接患者病情，如生命体征、目前用药、皮肤情况、手术情况、注意事项等。同时要耐心向患者或家属交代手术情况，以及术后需要注意的事项，如导管是否通畅，手术伤口有无渗血，患者的意识情况、生命体征等。指导患者及家属应注意体位、保暖及术后相应的活动等，鼓励患者树立信心，积极配合病房的护理工作，早日康复。并了解患者对手术室护理的满意度，认真听取患者和家属的意见，通过反馈进一步改进护理工作，提高护理水平。

第三节　护理技能操作礼仪

护理技能操作是护士在工作中的重要环节，也是帮助患者恢复健康的主要手段之一，同时也是决定护患关系基础的重点指标，在操作过程中不仅需要严格执行操作规程，保障医疗安全，同时也需要体现操作过程中护士对患者的人文关怀，护士应衣着规范、得体，用友善的态度，温和的语言，标准的技术，为患者提供更优质的护理服务，使者得到尊重以及信任，从而更加积极地配合疾病的护理以及治疗。

一、护理技能操作的礼仪要求

（一）操作前礼仪

1. 做好充足的准备 在为患者实施护理操作前，护士应仪表端庄，熟悉将为患者进行的护理操作的目的、流程、规范以及注意事项，准备好操作所需要的物品以及药物，仔细核对数量，药品的浓度、使用方法及有效期，以确保操作安全。了解患者现阶段的病情进展情况，评估患者的心理状态以及配合程度。

2. 言行、举止端庄得体 在进行操作前，护士需要注意自己的仪容仪表，做到衣帽整洁，修剪指甲。在进入与离开病房时需要做到四轻"说话轻，走路轻，操作轻，关门轻"，要主动与患者进行沟通，语气应温和、有礼貌，向患者解释该操作的目的、具体操作方法、流程以及在操作过程中可能会出现的情况与不适反应，减轻患者的紧张心理，取得配合（图7-6）。对于有特殊要求的患者例如，需要去洗手间的患者，护士应协助患者解决患者需求后再进行操作。

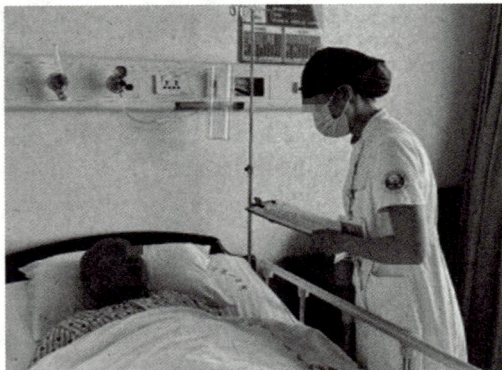

图7-6　主动与患者沟通

（二）操作中礼仪

1. 态度温和，言语关怀 在操作过程中，应注意指导患者，态度温和，注意患者的舒适度及安全，随时询问患者的感受，当患者感到不适时，应暂停操作，给予鼓励与安慰，增强患者的自信心，减轻其紧张、恐惧的心理。等待患者的不适感减弱或消失，再继续进行操作。若患者不适感增强或未减退，应立即停止操作，并及时告知医生。

2. 操作熟练，动作规范 在操作过程中，护士应遵守无菌操作原则，保持操作区的清洁和卫生，每一个操作环节应做到动作规范、轻柔、流程准确、技术熟练、反应迅速，让患者放心，可有效地减轻患者的不适感，使患者更加信任护士从而提高合作的配合程度。

3. 保护患者隐私，做到尊重患者 在操作过程中涉及患者隐私时，应根据具体情况进行遮挡门窗或拉上床帘来保护患者隐私，及时与患者进行沟通，注意患者感受。

（三）操作后礼仪

1. 向患者诚恳致谢 结束护理操作后，应对患者的配合表示诚挚的感谢，这能够让患者了解配合护理操作对于恢复健康有积极的影响，同时也有利于其他护理工作的开展。

2. 亲切慰问、细心嘱托 当护理操作结束后，对患者的感受行亲切的慰问，一方面能够让患者感受到贴心的呵护，另一方面也能够拉近护患关系，方便之后护理操作的进行。针对该患者的护理操作项目，应细心地告知其注意事项、预后效果以及可能会出现的不良反应，让患者能够更加正确地应对。

知识链接

人文关怀与护理实施

在护理操作中，有些操作会使患者产生疼痛或恐惧感，因此在操作中增加人文关怀能更有效地提高患者的满意度及舒适程度。人文关怀的意义在于它关注人的生存状况，尊重人的尊严，并肯定符合人性的生活条件。它强调对人的主体地位和个性差异的尊重，关心人的多方面需要，并促进人的全面发展。在医疗领域，人文关怀通过医护人员的行为加强与患者的沟通，促进医患间的理解与支持，从而提高医疗质量和技术水平。

二、常用护理技能操作礼仪范例

在实际进行护理操作时，要根据不同的操作项目、要求及患者的具体情况，来选择实际需要应用的具体礼仪规范。下面将介绍几例护理操作礼仪案例示范，可供学习参考。

（一）氧气吸入

【病例】患者，李先生，54 岁，教师，因"呼吸困难"入院，遵医嘱给予双侧鼻导管吸入，缓解症状。

1. 操作前解释

护士："李先生，您好，您现在感觉怎么样，您觉得呼吸困难的情况有所改善吗？"

患者："早上好，我现在还是感觉呼吸不顺畅。"

护士："医生根据您的病情给您下了吸氧的医嘱，吸氧之后您的呼吸困难会有所改善，您也会感觉舒服一些。"

患者："需要我做些什么？会有疼痛感吗？"

护士："您放心，氧气吸入是将鼻导管放置在鼻腔部位，不会深入，所以您不会感觉到疼痛，在给您吸氧前我需要检查一下您的鼻腔情况，您需要去卫生间吗？"

患者："不用了。"

护士："你现在的姿势感觉舒服吗，需要我将床头摇高吗？""您看这个高度合适吗？"

患者："这个高度可以。"

2. 操作中指导

护士："现在我要为您检查一下鼻腔情况，请问您之前做过关于鼻腔的手术吗？"

患者："没有做过。"

护士："好的，您不用紧张，我的动作会尽量轻柔一些，如果您感到任何不适可以随时告诉我……您的鼻腔情况完好，在为您佩戴氧气导管之前，我需要用湿棉签清洁一下您的鼻腔，可能您会感觉有一些凉，您不用担心，不会持续太久，现在我将为您戴上鼻导管了。"

患者："这样就可以了吗？"

护士："是的，我来帮您固定一下鼻导管，这个松紧度您感觉合适吗？"

患者："合适。"

3. 操作后嘱托

护士："已经固定好了，您现在感觉怎么样？"

患者："有些不适应。"

护士："第一次稍微有些不适应是正常的，您不用担心，氧气流量已经调到适合的量，请不要随意调节；现在这房间的氧气含量要比平时高，氧气是易燃易爆的物品，为了您的安全，请您一定不要在病房内吸烟，更不能使用电炉、酒精炉；不要用带油的手触摸氧气装置，我会随时来看您的。"

患者："好的，我明白了。我需要一直佩戴吗？"

护士："目前我们需要一直佩戴，这样可以更好地缓解您呼吸不畅的问题，如果您感觉到症状缓解后我们会告知医生，对您是否需要继续进行氧气吸入进行重新评估。"

患者："好。"

护士："您这个体位感觉舒适吗？"

患者："可以，这样就行。"

护士："好的，那您好好休息，如果有任何不舒服的可以随时叫我，祝您早日康复。"

（二）测量血压

【病例】王女士，42 岁，农民，因"高血压 10 余年，近日控制不佳"入院。

1. 操作前解释

护士："您好，王女士，今天有感觉哪里不舒服吗？"

患者："哎呀，早上好啊，我挺好的。"

护士："我需要为你测量一下今早的血压，您吃早饭了吗？"

患者："吃过了，我需要做什么吗？"

护士："您配合我坐好就可以了，不用紧张，测量的时候先不要说话，不然影响测量结果。"

患者："好嘞。"

2. 操作中指导

护士："现在我要为您测量血压，如果您感觉有任何不舒服一定要和我说。"

患者："好的。"

护士："您的胳膊像我这么放着就可以。对，就这样先不动，坚持一会儿。"

3. 操作后嘱托

护士："您今早的血压是 128/80mmHg，血压在正常范围内。"

患者："太好了。"

护士："血压恢复正常我们也要听医生的话，药一定要按时吃，不能自己停药。"

患者："好的好的，你放心，我一定听大夫的话。"

护士："我们也会每天监测您的血压情况，您如果有任何不舒服一定要告诉我们，我们为你做进一步的处置。"

患者："好好好，谢谢你们了。"

护士："我们才应该谢谢您的配合，那您好好休息，有需要随时叫我。"

●●●● 目标检测

答案解析

一、选择题

1. 门诊护士要做到（ ）

　　A. 一问、二微笑、三到、四心

　　B. 一到、二微笑、三问、四心

　　C. 一到、二微笑、三心、四问

　　D. 一心、二微笑、三问、四到

2. 门诊护士安排候诊和就诊时，下列选项正确的是（ ）

　　A. 患者出现剧痛无须处理

　　B. 病情变化者应排队就诊

　　C. 劝慰呼吸困难患者耐心等待

　　D. 高热患者安排提前就诊

　　E. 一视同仁，不必按病情轻重安排就诊

3. 下列选项不是急诊护士素质基本要求的是（ ）

　　A. 良好的身体素质　　　　　B. 稳定的心理素质　　　　　C. 精湛的护理技术

　　D. 鲜明的个人主义　　　　　E. 良好的团队精神

4. 患者，男，于晚 11：40 因车祸导致脾破裂入院，在抢救过程中，患者突然心搏呼吸骤停，其父母情绪异常激动，哭喊着冲进抢救室。以下不符合护理礼仪规范的是（ ）

　　A. 护士立即进行胸外按压、人工呼吸

　　B. 请别人帮忙找医生

　　C. 对于患者家属的慌乱和强词夺理不予理睬

　　D. 沉着冷静，积极配合抢救

　　E. 给家属必要时进行解释，以取得配合和理解

5. 语言得体、文明是护士的基本要求之一，护士在进行护理技能操作时，应采取的口吻是（ ）

　　A. 询问　　　　　　　　　　B. 命令　　　　　　　　　　C. 请求

　　D. 商量　　　　　　　　　　E. 严肃

二、问答题

1. 患者，男，80 岁，冠心病合并 COPD，独自到门诊就诊，此时门诊护士应注意哪些护理礼仪事项？

2. 请简述手术室护士送患者回病房时需要注意的护理礼仪。

3. 在为患者进行留置胃管操作时，若患者情绪非常紧张，并自诉感到恶心，这时护士应该怎么做？

实训六　护士工作礼仪

【目的】

1. 熟练掌握不同岗位护理工作礼仪的要求和礼仪内容。

2. 学会将护士仪表、言谈、举止和交往等礼仪知识综合运用到实际工作中。

【学时】

2 学时。

【实施要点】

一、准备

（一）用物准备

轮椅（或平车）、治疗车。

（二）环境准备

模拟门诊、模拟病房。

（三）师生准备

1. 着装规范，符合护士仪表礼仪规范要求。

2. 熟悉门、急诊、病房、手术室护理礼仪要求和规范内容。

3. 角色扮演：根据案例情景进行角色扮演，护生分别扮演患者、家属、护士甲、护士乙、护士丙、护士丁、护士戊。

二、教师示教

讲解护士仪表礼仪规范，讲解门诊、急诊、病房、手术室护士工作礼仪的要求和礼仪内容，分别示范门诊护士应用文明言谈，引领礼仪；急诊护士正确讲解、动作敏捷等礼仪；病房护士接待患者礼仪、正确应用操作的礼仪；手术室护士接送礼仪及应用正确解释语言疏导礼仪。

三、学生回示

（一）练习

每位学生逐一练习门诊、急诊、病房、手术室护士工作礼仪的要求和礼仪内容。

（二）情景模拟

患者陈某，女，28 岁，急性阑尾炎门诊就诊后入住胃结直肠外科病房，择期进行手术。情景设定及角色编排如下。

1. 门诊护士甲：看到患者陈某由家属搀扶行走缓慢，病情痛苦，精神萎靡，立即安排患者提前就诊。

2. 住院处护士乙：电话通知外科病房收新住院患者，并护送患者入病房。

3. 病房办公室护士丙：接待患者陈某及其家属。

4. 责任护士丁：接待患者陈某及其家属。

5. 手术室护士戊：为患者做术前心理疏导解释工作。

6. 患者：病愈出院，责任护士丁为其做出院指导送别。

四、师生讨论

1. 面对候诊的患者，门诊护士应对哪些特殊患者主动给予关爱？

2. 手术室护士为患者做术前心理疏导时，应注意哪些护理礼仪事项？

【注意事项】

1. 手术室迎送患者应做到"六个一"：一声亲切的问候、一副整洁的担架、一次认真的查对、一个无菌的环境、一张安全的手术床、一次详细的宣教。

2. 在护理技能操作中，护士应给予患者无微不至的人文关怀：做好操作前的恰当解释、操作中的适时指导、操作后的适情嘱咐。

书网融合……

重点小结	微课	习题

第八章　人际沟通

PPT

▶ 学习目标

知识目标：通过本章的学习，掌握人际沟通理论，沟通的类型和层次；熟悉沟通的基本要素及常见的沟通障碍；了解沟通的工具。

能力目标：能运用所学的沟通知识，与他人进行有效沟通，建立良好的人际关系；能在沟通中，准确理解他人的意图和需求，并给予恰当的回应和反馈。

素质目标：培养良好的沟通技巧和习惯，增强和患者沟通的意识和能力。

▶ 情境导入

情境：李大妈明日将接受横结肠切除术。护士小刘在术前备皮时告知："李大妈，今晚起需禁食。"李大妈听后应允，并提前吃了面条休息。但手术时发现肠道准备不足。

学习本章内容，请同学们完成以下任务：

1. 请指出小刘的沟通为什么没有成功。
2. 请指导小刘和李大妈进行有效的沟通。

在社会交往中，人际沟通的重要性不言而喻。护士作为医疗团队中的重要一员，卓越的沟通技巧在建立和谐医患关系、传递温暖与关爱以及实现职业成功方面扮演着至关重要的角色。因此，对于护士而言，精通沟通艺术无疑是通往成功的关键。通过有效沟通，护士可以更好地理解患者的需求，提供贴心的关怀和支持，同时促进医疗团队的协作，共同为患者提供高质量的医疗服务。在这个充满挑战与机遇的时代，护士需要不断提升自己的沟通技巧，以更好地适应不断变化的医疗环境，为患者带来更好的就医体验。

第一节　人际沟通概述

经济发展与医学进步促使护患关系向协同合作转变。沟通在此中愈发关键，卓越的人际沟通能力是护士适应现代护理的必备素质，既助推职业发展，更体现对患者与生命的尊重与敬畏。如卡尔·罗杰斯所言："倾听他人是一种艺术，一种需要耐心和同情心的艺术。"护士需耐心倾听，理解患者需求，以建立和谐护患关系。

一、沟通与人际沟通

无数实例证明，人际沟通能力是人们生活和工作中必不可少的核心能力之一。它对于建立和谐关系、促进合作以及解决问题至关重要。因此，提升人际沟通能力对每个人都具有重要意义。

（一）沟通的概念

沟通是一个双向互动、深入理解的过程，它要求信息的发送者通过合适的渠道清晰地将信息传递给接收者，并期望得到相应的反馈，从而达到共同的理解。这一过程需要双方的有效参与和准确解读，以确保信息的准确无误和理解的深入透彻。

要正确理解沟通，需要包含如下几个方面：①沟通的首要载体是信息传递。②有效沟通的必要条件是信息的充分和准确。③沟通不是一个单向的过程，而是一个双向互动、有反馈及理解的过程。

（二）人际沟通的概念

人际沟通，作为人与人之间信息传递与交流的桥梁，涵盖了从面对面的直接互动到非面对面的间接交流等多种形式，主要借助于语言和非语言符号系统实现。这种沟通因其直接性、即时反馈、双向互动和情感丰富等特点，在社会活动中占据了举足轻重的地位。它不仅是人际关系的起点，也是推动人际关系改善与发展的关键工具。人际沟通是一种本能，更是一种能力，通过深入、有效的沟通，人们能够增进理解、建立信任，进而促进合作与共享，共同推动社会进步与发展。

二、沟通的工具

沟通，作为一种信息传递过程，依赖于符号系统来实现其目的。符号系统，作为人际沟通的工具，扮演着至关重要的角色。它可以分为两大类：语言符号系统和非语言符号系统。

（一）语言符号系统

语言符号系统，指通过语言进行的沟通方式。其中语言是社会共同认可并广泛使用的符号体系，而言语则是个体运用这些语言符号进行实际沟通的过程。语言不仅是人类沟通中最核心的工具，还是信息传递中最具影响力的媒介。

（二）非语言符号系统

非语言符号系统，指在人际沟通过程中，通过动作、表情、实物、环境等非语言方式进行的信息传递。尽管人们常常低估其重要性，但试验证明，非语言符号在沟通中占据至关重要的地位。美国传播学家艾伯特·梅拉比安的研究显示，信息传递的完整效果中，语言只占7%，语音占38%，而态势则占据高达55%。这意味着非语言符号在沟通中发挥着补充、调整、代替或强调语言信息的重要作用。同时，非语言信息往往承载着特定的文化形态，以习惯性和无意识的方式传达，有时甚至可能与语言信息产生微妙的矛盾，从而深刻影响人际间的感情交流。非语言符号系统一般可分为以下几种形式。

1. 视 – 动符号系统　包括手势、面部表情和体态等，它们通过无声的动态（如微笑、抚摸等）和静态（如站立、倚靠等）信号传达情感和意图，在沟通中起着至关重要的作用。这些符号能够丰富我们的表达方式，加深对他人的理解，是建立有效人际关系的重要工具。

2. 时 – 空组织系统　通过人际空间距离来展现关系的亲疏程度。这一距离因文化和地位差异而异，性别也会对其产生影响。在社交环境中，人们需遵循一定的空间使用与运动准则。关于人际互动中空间与距离的研究，即空间关系学，由霍尔提出。他划分了四种人际空间距离，即亲密距离、个人距离、社会距离和公众距离，这些距离层次反映了人们在交往中的不同心理需求和界限。

（1）亲密距离（0~18英寸，即0~45cm）　通常仅限于最亲密的人，如伴侣、直系亲属或最亲密的朋友。在这个距离内，身体接触是常见的，如拥抱、亲吻等，语言充满深情，通常不允许第三者介入。

（2）个人距离（18英寸~4英尺，即45cm~1.2m）　通常适用于熟人之间，如同学、同事、朋友或邻居。由于距离较近，在此区域内交流时通常会避免大声说话，以维持适当的私密性。

（3）社会距离（4~12英尺，即1.2~3.5m）　适用于相识但不太熟悉的人。这种距离让人们能够自然地交往，进退得当，既有利于发展友谊，也可以进行简单的寒暄。

（4）公共距离（12英尺，即3.5m以上）　通常是与陌生人保持的距离，表明不希望有进一步的交往。在这个区域内，人们更多地参与公共活动，如演讲、等待飞机等，而不是进行个人间的交流。

3. 目光接触系统　目光接触，作为人际互动中视线交汇的一种形式，是非语言交流的重要组成部分，具有举足轻重的地位。通过相互间的目光接触，我们可以增强表达的效果，传递出各种情感和意图。在交谈中，如果对方迎合你的目光，这通常表示他们对谈话的投入和兴趣；而如果他们回答问题时故意避开你的眼神，这可能暗示着事实背后还有更多的故事。心理学研究表明，人们在观察对方时，眼睛和嘴是最受关注的部位。尽管语言可以被修饰，但眼神信息却难以掩盖。我们往往能够通过一个人的眼神来洞察其品质，是温暖真诚还是凶残狡猾。因此，在人际沟通中，善于运用目光接触是建立良好关系、理解对方意图的关键。

4. 辅助语言系统　辅助语言在沟通中扮演着重要的角色，包括音质、音幅、声调、语速、停顿等因素，具有增强信息的意义。这种非言语元素能够传达出语言本身无法表达的情感和意图。不同的演讲者对于同一主题的表达效果之所以有所差异，很大程度上是由于他们运用辅助语言的方式不同。有研究表明，在沟通中，高达39%的含义受到声音表达方式的影响，对于非英语语种，这一比例可能更高。

例如，语速在初次交往中对形成第一印象具有重要影响。快速讲话可能传达出兴奋和激动的情绪，并可能更具表现力和说服力。然而，语速过快也可能使对方感到紧张。此外，有研究表明，声调是识别谎言的一个非常可靠的指标。尽管熟练的说谎者可以控制自己的语言和表情，但他们在说谎时往往不自觉地提高声调。

需要注意的是，一句话的真正含义往往不仅取决于其字面意思，更多的是通过弦外之音来传达。语言表达方式的变化，特别是语调的变化，可以赋予相同的词语以不同的含义。例如，"谢谢"这个词，当以真诚和感动的语气说出时，表达的是深深的谢意；而如果是以冷漠或轻蔑的语气说出，则可能传达出完全不同的含义。

三、沟通的功能

沟通在生活和工作中扮演着至关重要的角色，其主要作用体现在以下两个方面。

1. 沟通是信息传递和获取的桥梁　通过有效的沟通，我们能够交换有意义、有价值的信息，无论是生活中的琐碎事务还是工作中的重要决策，都得以顺利进行。沟通使信息得以流通，促进了人与人之间的相互了解和合作。

2. 沟通对于改善人际关系具有不可忽视的作用　沟通与人际关系之间相互促进、相互影响。良好的沟通技巧能够赢得和谐的人际关系，使人们相互理解、信任和支持，从而营造积极向上的氛围。相反，如果人际关系紧张，沟通就会变得更加困难，甚至可能产生误解和冲突。而不恰当的沟通方式也会进一步恶化人际关系，导致双方关系更加紧张。

第二节　沟通的基本知识

一、沟通的基本要素

沟通是指信息传递的过程。一个真正完整的沟通过程应当包含以下几个要素。

（一）信息发送者

信息发送者是沟通的主体之一，也可称信息源，指将信息进行编码并通过特定方式传达的人，是沟通的初识者，处于主动地位。

（二）信息接收者

信息接收者也是沟通的主体之一，指对由信息提供者传递的信息进行解码并理解其内容的人，在沟通中处于被动地位。在沟通过程中，信息提供者和信息接收者的角色并非固定，而是经常性地相互转换。

（三）信息

信息指在沟通过程中，信息提供者和信息接收者所交换的观点、意见和情感等信息。

（四）途径

途径指信息提供者和信息接收者用以传递信息的媒介或方式。选择正确的沟通渠道对于信息的有效传递至关重要，不同的情境、时机、信息类型和人员需要选择不同的沟通渠道。

（五）编码

编码是指将自己要表达的思想、观念、情感等转化为语言、表情、声音、动作、文字、图片等可以被他人理解的形式的过程。简单来说，就是让信息接收者能够理解信息发送者的意图。编码的方式和效果受到信息提供者个人背景、生活环境和性格特征等因素的影响。

（六）解码

解码可以说是编码的逆过程，是信息接收者将接收到的信息转化为自身可以理解的含义和感受的过程。解码的效果同样受到信息接收者个人条件，如经验、教育程度等的影响。理想的沟通状态是双方编码和解码的结果完全一致，信息接收者能准确无误地理解信息提供者的意图，但只有在编码和解码完全对等的情况下，才会达到这种理想状态，否则就会产生沟通障碍。

（七）反馈

反馈是指在沟通过程中，信息接收者将自身对信息的理解反馈给信息提供者的过程。反馈可以使信息提供者了解信息被接收和理解的程度，是检验沟通效果的关键环节。通过持续的反馈，双方可以对沟通的信息进行修正，减少误解，提高沟通效果。

二、沟通的类型

人们将人际沟通根据不同的标准划分为不同的形式，这些沟通方式和护士的工作都息息相关。

（一）语言沟通与非语言沟通

根据所使用的沟通工具，沟通可被分为语言沟通与非语言沟通两种形式。其中，语言沟通最为重要和便捷。

1. 语言沟通　即以语言为基础的沟通形式，是沟通者基于某种需要，采用书面语言沟通和口头语言沟通来传递信息或表达情感的社会活动。

语言沟通在护理工作中扮演着至关重要的角色。作为人与人之间互动和关怀的核心环节，语言沟通不仅传递着关键的病情信息和治疗方案，更是建立患者信任、缓解其焦虑和恐惧感的重要工具。护理人员通过清晰、准确、富有同情心的口头语言，向患者传达医学知识，解释治疗步骤，提供情绪支持，不仅能够促进患者的配合和信心，还有助于提升他们的整体健康水平。此外，语言沟通的即时反馈机制使得护理人员能够及时了解治疗效果，调整护理方案，提供更加个性化的服务，从而不仅提升了护理工作的质量，还加深了护患之间的情感联系，为患者的康复创造了更加有利的环境。

2. 非语言性沟通　是一种通过非语言符号系统进行的沟通交流方式，通常伴随着语言沟通而发生。非语言符号系统包括副语言（如声调、语速等）、态势语言、人际距离、环境、空间距离和时间等。非语言沟通在丰富语言沟通的表达上发挥着关键作用，使其更加生动、形象和丰富，但同时也存在含义模糊且可能有多重解读等特点。在沟通过程中，非语言符号往往能够传递出语言本身难以表达的信息，从而增强沟通的效果和深度。

（二）正式沟通与非正式沟通

根据沟通渠道的组织结构，沟通可以被划分为正式沟通与非正式沟通。

1. 正式沟通　指在特定的组织机构内部，遵循明文规定的途径进行的信息传递，如参加会议、发表讲话等。在这种情境下，人们对语言和非语言信息都会给予高度关注，用词更加精确，语法更为规范，同时还会注意自己的衣着、姿势和目光接触等。人们希望通过这些表现来塑造一个良好的形象，给他人留下深刻印象。然而，正式沟通中常常存在"面具"效应，即人们可能会试图掩盖自己的不足，行为举止也会更加符合社会期望。

2. 非正式沟通　与正式沟通相对应，非正式沟通是指在正式沟通渠道之外进行的信息交流和意见沟通。它发生在日常的非正式社交场合中，如朋友间的闲聊、夫妻居家生活等场合，人们通常更为放松，展现出更接近本真的自我。与正式沟通相比，非正式沟通中的语言和非语言信息使用都更为随意和自然。例如，在家庭或宿舍等私人场合，人们的心理紧张度通常较低，这使得沟通过程更加轻松、自在。这种沟通方式有助于建立更为亲密和真诚的人际关系，因为它允许沟通者展示真实的自我，而不是被社会期望所束缚的"面具"形象。因此，非正式沟通具有形式灵活、信息传递迅速的特点，但其可靠性可能不及正式沟通。在非正式沟通中，人们的言谈举止往往更接近他们的真实个性和情感。

（三）单向沟通与双向沟通

根据信息传递过程中反馈情况，沟通可以分为单向沟通和双向沟通。

1. 单向沟通　指信息从发送者单向传递至接收者，而接收者无法即时给予反馈。这种沟通方式中，信息的流向是单向的，缺乏即时的互动和反馈。

2. 双向沟通　是一种互动式的沟通方式，其中信息的发送者和接收者可以相互转换角色。在这种沟通中，信息可以及时得到反馈，从而提高信息的准确性和可靠性。双向沟通不仅有助于信息的有效传递，还能增强双方之间的情感联系，提升沟通的整体效果。

（四）横向沟通与纵向沟通

沟通可以根据信息流动的方向被分为横向沟通与纵向沟通。

1. 横向沟通　也称平行沟通，指发生在组织或群体内部同级成员之间的信息交流。这种沟通方式有助于加强团队成员之间的协作与协调，促进资源的共享和经验的交流。

2. 纵向沟通　又称上下级沟通，指在组织或群体中，上级与下级成员之间进行的信息传递。这种沟通方式有助于确保组织目标的实现，促进决策的有效执行和问题的及时解决。

总的来说，在沟通过程中，应根据具体情境和需求，选择适合的沟通方式或结合多种沟通方式，以确保沟通的有效性和可靠性。最终目标是实现有效沟通，促进信息的顺畅流动和组织的顺利运作。

（五）自我沟通与人际沟通

1. 自我沟通　也称内向沟通，指信息发送者和信息接收者为同一行为主体，即自己与自己进行的沟通。在这个过程中，个体自行发出信息、传递信息，并最终自我接收和理解这些信息。自我沟通是所有沟通形式的基础，因为在与他人交流之前，我们往往先与自己进行内部的对话和思考。正如国学家翟鸿燊所说，一个擅长沟通的人，往往也善于与自己沟通。自我沟通能力的强弱，直接关系到其他形式的人际沟通能否成功。例如，精神分裂症患者在自我沟通过程中可能会出现混乱，这也影响了他们与他人的有效沟通。因此，自我沟通的重要性不言而喻，它既是人际沟通的基础，也是个体心理健康的重要体现。

2. 人际沟通　指两个人或多个人之间进行的信息交流过程，与人们的日常生活关系最为密切。无论是建立还是维持与他人的关系，都需要通过人际沟通来实现。本书所探讨的沟通问题，主要以人际沟通为核心，通过深入分析人际沟通，我们可以更好地理解如何与他人有效沟通，从而建立更好的人际关系。

三、沟通的层次

通常，沟通可以分为五个层次，而这些层次随着双方之间信任感的增强而逐渐提升。这五个层次可以归类为三个主要方面。

（一）信息层面的沟通

1. 第一层次—— 一般性交谈　这是沟通的起点，通常表现为简单的问候和日常话题，如"你好""天气不错"或"吃过饭了吗?"这种交流为建立进一步的联系和深入对话打下基础。

2. 第二层次——陈述事实　在这一阶段，双方主要基于客观事实进行交流，不涉及个人观点或私人情感。护患间处于这种沟通层次时，如患者向医护人员描述症状时，医护人员应尽量避免插入个人观点，让患者自由叙述。

（二）情感层面的沟通

1. 第三层次——分享个人的想法和判断　当双方建立了一定的信任基础后，可以开始分享彼此的看法和判断。在医疗环境中，患者和医护人员建立起一定的信任关系后，可以开始交流关于治疗和护理的不同想法和建议。但在这个阶段，医护人员需要特别注意自己的言行，以免破坏刚建立起来的信任关系。

2. 第四层次——情感交流　这一层次的沟通是建立在深厚信任感和安全感的基础上的。当双方感到彼此可以信赖时，他们会更愿意分享自己的情感和反应。为了提升这一层次的沟通，医护人员需要展现出真诚和热情，并充分理解患者的感受。

（三）行为层面的互动

第五层次——沟通的高峰　这是沟通的最高境界，表现为双方之间的默契和共鸣，甚至无须过多语言就能理解对方的想法。虽然很少有人能达到这一层次的沟通，且即使达到也无法长时间维持这一层次的沟通，但它却是所有人际交往所追求的理想状态。

四、护理人际沟通

在护理实践中，有效沟通对于护理人员与服务对象及其相关人员的互动至关重要。通过这种沟通，可以建立和维护专业的工作关系，确保服务对象获得全面准确的健康信息，解决其健康问题，并满足其在生理、心理、社会和精神等多方面的需求。因此，沟通不仅是护理实践中的核心技能，也是促进护患关系和谐发展的关键因素。

（一）护理人际沟通的定义

护理人际沟通指的是在护理工作中，涉及护理行为的各方之间进行的信息交流和传递过程。这种良好的沟通有助于护理工作的顺利推进和护理质量的持续提升。

（二）护理人际沟通的发展趋势

随着时代的变迁和社会的进步，护理人际沟通也呈现出一些新的发展趋势。

1. 个性化趋势 随着现代教育中素质教育的普及，个体的个性化特征日益明显，这要求护士在沟通时采取更加灵活和个性化的策略。

2. 网络化趋势 网络技术的快速发展使得人们可以更加便捷地进行远程交流，这为护理工作提供了新的沟通方式和手段。

3. 法治化趋势 随着人们法律意识的提高，护士在沟通时需要更加注重法律法规的遵守，既要维护患者的权益，也要保护医护人员的合法权益。

4. 国际化趋势 在全球化的背景下，护士需要面对越来越多的国际患者和医护人员，这要求他们不断提高跨文化交流能力，以适应日益国际化的护理环境。

第三节　人际沟通理论

信息的传递和沟通在人类社会中表现为多种方式，既包括语言的使用，也涵盖了非语言的表达。无论是借助具体实物，还是通过象征性的手法，人们都能有效地传达信息。在沟通过程中，个体可以利用空间距离、面部表情、眼神等非语言手段来传达情感与意图，同时，语言及其辅助形式如语调、手势等也是重要的沟通工具。这些多样化的沟通方式共同构成了人类复杂而丰富的信息交流体系。

一、人际沟通的基本方式

人际沟通可以根据其沟通方式的不同分为语言性沟通与非语言性沟通两大类。

（一）语言性人际沟通

这是通过语言作为媒介进行的沟通。语言性沟通可以分为书面语言沟通与口头语言沟通两种形式。

1. 书面语言沟通 是利用文字及符号作为信息传递工具的沟通方式，例如报告、信息、文件、报纸等。其优点在于不受时空限制，具有标准性和权威性，便于保存和查阅。

2. 口头语言沟通 则是通过言语来传递信息，包括交谈、演讲、汇报、电话、讨论等形式。为了有效地进行口头语言沟通，必须清晰地表达自己的想法，这就需要不断提高口语表达的技能。

（二）非语言性人际沟通

这是一种不依赖语言，而主要通过动作、手势、眼神等来帮助表达思想、情感、兴趣、观点等的沟通方式。根据美国心理学家艾伯特·梅拉比安的研究，非语言沟通在信息传递中占据了极其重要的地位，高达93％的沟通是非语言的。这充分说明了非语言沟通在信息传递中的重要性。

二、人际沟通的主要障碍

人际沟通作为日常生活中不可或缺的一部分，常常受到多种因素的影响和干扰，导致沟通不畅或误解频发。这些障碍可能源自信息发送者和接收者之间的认知差异、语言表达的不准确或含糊不清、情感上的障碍如恐惧、紧张或偏见，以及环境因素的影响，如噪音、时间限制或文化差异。为了克服这些障碍，我们需要深入理解其成因，积极寻找解决方案，并不断提升个人的沟通技巧和应对能力。

只有这样，我们才能确保人际沟通更加顺畅、高效，进而促进人际关系的和谐与发展。

1. 沟通障碍 指在信息传递和交换过程中，由于某些原因，信息的原意被干扰或误解，导致沟通失去其真实性和有效性。在现实生活中，沟通受到阻碍往往源于各种因素，这些因素可能源自语言表达、文化差异、情绪状态、信息过载，或是与信息的发送者和接收者有关。

2. 主要沟通障碍来源

（1）**地位差异** 人们在社会中拥有不同的地位，这导致他们具有各异的意识、价值观念和道德标准。例如，不同阶级的成员可能对同一信息有截然不同的认识。宗教和职业的差异也可能成为沟通的障碍。

（2）**组织结构问题** 大型组织可能因为层次过多而导致信息传递过程中的损耗和失真。同时，组织结构的不健全和沟通渠道的堵塞也可能阻碍信息的传递。组织内的氛围、信息泛滥以及成员对沟通的积极性不同，都可能成为沟通的障碍。

（3）**文化差异** 文化背景的不同对沟通带来的障碍是显著的。语言不通、社会风俗和规范的差异都可能引起误解。例如，以一家国际公司的跨国团队为例，团队成员来自不同国家，拥有各自独特的文化背景。在项目初期，团队成员在开会时经常发现自己无法理解或接受其他成员的观点和表达方式。比如，有的成员可能习惯于直接、坦率地表达自己的想法，而有的则可能更加委婉、含蓄。这种沟通风格的差异可能导致信息在传递过程中被误解或遗漏。

（4）**个性冲突** 人们的个性差异，如气质、性格、能力和兴趣等，可能导致对同一信息的不同理解，从而为沟通带来困难。此外，个性的缺陷也可能对沟通产生不良影响。

（5）**社会心理障碍** 沟通恐惧是一种常见的社会心理障碍，它可能导致人们在沟通时产生害怕和焦虑。这种心理障碍不仅直接影响沟通，还可能对个人的社会功能产生严重影响。例如你是一位初入职场的新员工，在团队会议上被要求发言，介绍自己的项目进展。尽管你已经为此准备了很长时间，但当站在众人面前时，你突然感到心率加速、手心冒汗，原本准备好的话语也变得支支吾吾。这就是沟通恐惧的表现，一种常见的社会心理障碍。

尽管存在这些沟通障碍，但通过学习沟通技巧，我们可以提高沟通能力，克服这些障碍。

三、影响人际沟通的因素

沟通，作为人类社会中不可或缺的一部分，常常受到各种内外部因素的共同影响。这些因素在很大程度上决定了沟通的质量、清晰度和准确性。为了更有效地进行沟通，我们需要对这些影响因素有深入的了解。

（一）环境因素

1. 声音 一个安静的环境有助于信息的清晰传递，因此，护士在沟通时，应当尽量选择或创造一个宁静的环境，以减少噪音的干扰。

2. 光线 室内的光线强度不仅影响我们的视觉舒适度，还影响我们的注意力。昏暗的光线可能导致我们无法清晰地看到对方的表情，从而错过一些非语言沟通的信息。

3. 色彩与通风 室内色彩的选择和空气流通性都直接影响到我们的心情和注意力，从而间接影响沟通的效果。

4. 私密性 当沟通内容涉及个人隐私时，确保沟通的私密性就显得尤为重要。如果有无关人员在场，可能会干扰到双方的沟通。

5. 空间距离 人们在社交中会自然地保持一定的距离。当这个空间距离受到威胁时，人们可能会产生防御心理，从而影响沟通效果。

（二）个人因素

1. 交往层面 在与他人交流时，我们需要把握适当的交往深度，根据双方的信任度判断双方的交往深度。

2. 沟通技巧 有效的沟通需要一定的技巧，如表达方式、情感反应等，这些都直接影响着沟通的效果。

3. 心理特征 个人的能力、性格、气质等心理特征在很大程度上决定了其沟通的能力。

4. 情绪状态 当沟通双方都处于良好的情绪状态时，沟通会更加愉快和顺利。相反，如果双方或其中一方情绪不佳，沟通可能会受到阻碍。

5. 品德修养 具备良好的品德和修养有助于我们在社交中与他人建立和谐的关系，从而更容易进行有效的沟通。

6. 兴趣爱好 共同的兴趣爱好可以成为沟通的桥梁，使双方更容易建立联系并进行深入交流。

（三）社会文化因素

1. 社会文化背景 沟通总是在特定的文化背景下进行。了解并尊重对方的文化背景，有助于双方建立更加和谐的沟通关系。

2. 价值观 尊重并理解对方的价值观是进行有效沟通的关键。当双方都能够接受并尊重彼此的价值观时，沟通会更加顺畅。

四、人际沟通在护理工作中的作用

护理工作中的人际沟通占据着举足轻重的地位。它不仅在建立护士与患者之间的信任关系上发挥着核心作用，还是促进医护之间、护士与护士之间协作的关键要素。

（一）桥梁作用

沟通是护理工作中不可或缺的桥梁，它连接着护士与医务工作者、患者之间的情感纽带，对于构建和维护护理人际关系至关重要。

（二）情感交流

通过沟通，护士与患者、同事之间能够分享彼此的喜怒哀乐，加强情感联系，营造出温馨的工作氛围，进而提升工作效率。

（三）指导与支持

有效的沟通使护士能够为患者提供必要的健康指导，帮助他们正确面对健康问题和疾病，引导其建立健康的生活方式，并形成良好的遵循医嘱行为。

目标检测

答案解析

一、选择题

1. 多种沟通媒介相互冲撞属于（ ）

    A. 发送障碍   B. 接受障碍   C. 沟通通道障碍

    D. 编码障碍   E. 反馈障碍

2. 关于有效沟通的方法，不正确的是（ ）

    A. 沟通应有明确的目的

B. 用 30%~60% 的时间注视对方的面部

C. 关注对方的语言和非语言的行为

D. 减少聆听时间，保持快速的判断

E. 交流中不打断、批评他人

3. 有助于建立良好的护际关系的策略应除外（　　）

　A. 管理沟通人际关系

　B. 不管面对任何情况，坚持己见

　C. 实现年龄、学历各因素互补

　D. 构建和谐工作环境

4. 沟通中最高层次是（　　）

　A. 互动性沟通　　　　　B. 分享个人想法、感受　　　C. 议论

　D. 一致性的沟通　　　　E. 陈述事实的沟通

5. 与患者交谈时，正确的做法是（　　）

　A. 尽量避免与患者眼神交流

　B. 尽量使用专业术语

　C. 适当点头或轻声说"是"

　D. 及时对患者的话语内容做出是非判断

　E. 不断提问引导谈话的进行

6. 护士与患者交谈时的距离为 0.46~1.2m，此距离属于（　　）

　A. 亲密距离　　　　　　B. 熟人距离　　　　　　　　C. 社会距离

　D. 安全距离　　　　　　E. 演讲距离

7. 下列不属于非语言性沟通技巧是（　　）

　A. 倾听　　　　　　　　B. 提问　　　　　　　　　　C. 表情

　D. 距离　　　　　　　　E. 眼神交流

二、思考题

1. 如何做好护理工作中的沟通？

2. 护理人员如何提高自己的沟通能力？

3. 护理人员在沟通中应如何正确引导患者？

书网融合……

重点小结　　　　　微课　　　　　习题

第九章 人际关系

学习目标

知识目标： 通过本章的学习，掌握人际关系的概念和特点，熟悉人际关系的原则，了解人际关系的基本理论。

能力目标： 具备熟练应用良好人际关系的能力。

素质目标： 树立良好的职业形象，提升自身的职业素养。

情境导入

情境： 小林，女，护理专业大一学生，性格内向、多疑，不太爱讲话，对同寝室室友的笑声和咳嗽声较为敏感，认为是针对自己、嘲笑自己的。入学两个月后因适应大学生活困难提出退学要求。

学习本章内容，请同学们完成以下任务：

1. 分析小林的人际关系出现了哪些问题？

2. 给小林进行有效的人际关系指导。

护理人员在工作中会遇到各种各样的人际关系，只有熟练掌握人际关系的特点和人际交往的原则，才能在护理工作中建立和发展良好的人际关系，以满足不同服务对象的健康需要。

第一节 人际关系概述

人是社会性的动物，在社会中扮演一定的社会角色，会与其他个体或团体发生必要的联系，建立相应的人际关系。

一、人际关系的概念

人际关系是指在社会生活中，通过相互认知、情感互动和交往行为所形成和发展起来的人与人之间的关系，是人与人交往过程中所产生的各种社会关系的总和。

二、人际关系的特点

（一）社会性

社会性是指通过人的社会关系表现出来的属性。社会性是人的本质属性，是人际关系的基本特点。随着社会的发展和科技的进步，人们的活动范围不断扩大、活动频率逐步增加、活动内容日渐丰富，人际关系的社会属性也不断增强。

（二）情感性

情感性是指人际交往具有明显的倾向性，而这种倾向性往往受交往者情感的影响和支配。在人际交往中，人的情感可以大致分为两类：一类属于结合性情感，具有积极性的特点，它使人们互相接近、吸引、接纳、沟通、理解等；另一类属于分离性情感，具有消极性特点，它使人们互相疏远、脱离、回避、紧张、不和谐等。人们为了各自的目的和需要，同各种各样的人进行交往，保持一定的联系，交往促进了感情的交流和心理上的满足。

（三）复杂性

复杂性是指人际关系是纷繁复杂的，其交往层次错综复杂，交往内容丰富多彩，交往形式多种多样。人际关系的复杂性主要体现在两方面：一方面，人际关系是多方面综合因素联系起来的，且这些因素均处于不断变化的过程中；另一方面，人际关系还具有高度个性化和以心理活动为基础的特点。因此，在人际交往过程中，由于人们交往的准则和目的不同，交往的结果就会出现心理距离的拉近或疏远，情绪状态的积极或消极，交往过程的冲突或和谐，评价态度的满意或不满意等复杂现象。

（四）变化性

变化性是指人际关系具有多变的特征。首先，人际交往是在一定社会环境中的交往，社会环境的形成因素无时无刻不在变化之中，如政治因素、经济因素文化因素、道德因素、习俗因素、科技因素等都处在不断变化中。当社会环境中的这些因素发生变化时，人际关系也会随之发生变化。其次，人际交往的双方都是能动的主体，人际关系也会随着交往主体的态度、行为的变化而变化。社会个体需要把握人际关系多变性的特征，以便在现实生活中调整和适应人际关系的变化。

第二节　人际关系的基本理论和原则

一、人际关系的基本理论

（一）Peplau 人际关系模式

Peplau 人际关系模式（interpersonal relation model），论述了护患关系是护士与患者共同参与的治疗性的互动过程，为了患者的健康这个共同的目标，护患双方从两个陌生的、具有不同的目的和兴趣的人开始相遇，护患双方相互了解并共同为解决健康问题而努力。护患双方的每一次接触，都对他们双方的个人和专业的发展产生积极的影响。

（二）社会互动理论

社会互动，也称为社会之间的相互作用或社会性交往，是个体对他人采取社会行动并对他人的社会行动做出反应的过程。社会互动必须要有两个或两个以上的互动主体。社会互动能促进对自我的认识，满足行动者的需要。符号互动理论、角色理论、社会交换理论等都属于社会互动理论的范畴。它们都对人们的社会互动和交往十分关注，通过互动感知对方对自身的反馈，从而形成自我意识，确定自身角色，实现社会化。

二、人际关系的原则

（一）平等原则

平等是交往的基础，人与人之间应该是平等的关系。人际交往中应树立正确的平等观，尊重他人的价值观，满足对方需要，才能较好地处理人与人之间的关系。

（二）尊重原则

在人类趋向完善的发展阶段，人的交往更突出地表现为人格与人格的交往。人在交往中，实际上在维护着自己的尊严，并通过给他人以尊严提升自我的人格价值。做到尊重每一个人，最重要的在于尊重个体的差异，因而，应重视个体的不同心理、情绪与智能。

（三）诚信原则

诚信原则是指在人际交往中双方诚实、守诺并讲求信用的原则。诚信是人际交往的基本原则，也是世界性的法律原则。讲求诚信应是做人之本，唯有遵循这一原则，才能在现实交往中赢得他人的真心，并使人际关系得到巩固和发展。

（四）礼貌原则

人们的印象形成过程始于通过感官觉察对方，社会交往中的人总是以一定的仪表、服饰、言谈、举止来表现某种行为，这是影响人们印象的主要因素，因而，礼貌原则是指交往双方通过言谈举止表现出谦虚、恭敬、相互尊重的原则。

（五）互利原则

人际交往形成的本质根源之一，是人们之间存在的利益关系，而利益关系的一个重要内容在于交往双方关系的维持，因此，利益表现为主体关系双方互为前提的条件性。在日常生活中，我们只要努力地去做令别人满意的事情，便是给自己更多的机会。因此，"互利"是促使人类社会和谐、健康发展的人际交往原则。

（六）道德原则

社会中的每个人，都承担着相应的责任和义务，并分享着一定的权利，而权利和义务的分配是依据一定的原则、准则来进行的。因此，人与人的交往乃至形成的人际关系就被赋予了道德属性。在日常生活中，人们对任何具有或符合一定道德准则的行为给予道德赞许或道德奖励，而对任何缺乏或违背道德准则的行为则给予道德谴责或道德制裁。

（七）适度原则

人际关系是在人际交往中建立的，而人际交往是否成功在很大程度上取决于交往主体对自身交往行为的"度"的把握。适度主要是指与他人交往中，交往主体的表情态度及言行等是否把握得有分寸，做得恰如其分、恰到好处。

（八）相容原则

交往中需要宽容、谦让的待人态度和精神，才能做到求同存异、和睦共处。相容原则，便是指交往中双方需有一定的忍耐度，能相互宽容的原则。由于社会个体之间存在的差异，如成长经历、受教育程度、习俗信仰、行为习惯的不同，需要双方相互宽容。

（九）积极原则

积极原则是指交往中以主动、热情的态度与对方交往，以获得对方的反应。在人际交往中，应以主动热情的态度和行为影响交往对象做出相应的反应，促使双方展开良性的互动与交流。

第三节　良好人际关系

一、良好人际关系的作用

良好的人际关系是社会正常运转的润滑剂。和谐、友好、积极、亲密的人际关系是社会生活中人与人交往的基础，在日常生活及各种社会活动中是必不可少的。良好的人际关系能使人心情舒畅，有利于身体康复。而不良的人际关系，则会使人产生愤怒、焦虑等负性情绪，损害人的身心健康。

知识链接

有效沟通的重要性

有效沟通是建立良好人际关系的重要保障。有效的人际沟通可以把沟通双方的思想、情感信息进行充分的、全方位的交换，达到消除误解与隔阂、增加共识、增进了解、联络感情的效果。和谐、团结、融洽、友爱的人际关系能够使人们在工作中互相尊重、互相关照、互相体贴、互相帮助，充满友情和温暖。世界上最美的东西就是人与人之间的情感联络，而人与人之间的情感联络就是通过人际沟通实现的。

二、良好的护理人际关系的意义

（一）有利于提高护理质量和效率

良好的护理人际关系是做好各项护理工作的重要保证及基础，它有利于促进护理人员与患者、家属、其他医务人员之间的相互协调与信任，使护理人员能发挥在医疗服务体系中人际枢纽的作用，协调好各种关系，相互配合，共同为解决患者的护理问题而发挥作用，提高护理质量及效率。

（二）有利于营造良好的健康服务氛围

在各种健康服务机构中，护理人员与患者及其他人之间所形成的相互理解、相互信任、相互关怀的人际关系，会使这些场所形成良好的社会心理氛围。这种良好的社会心理氛围，既能使处于其中的护理人员合理的心理需求得到满足，在工作中心情舒畅、情绪愉快，以饱满的工作热情投入工作，又能使处于其中的患者心悦诚服地接受护理服务并积极主动地配合护理人员的工作，从而加快身心的康复。

（三）有利于陶冶护理人员的情操

在护理活动中，护理人员建立各种人际关系的过程，实质上也是一种人格净化、情操陶冶的过程。良好的人际交往，可以发展护理人员良好的个性品质，促进能力的发展和知识的更新，并能使护理人员不断学习，按照专业要求逐步完善自我。

（四）有利于贯彻以人为本的护理理念

人本主义的护理理念是满足患者作为一个人的整体需要，护理活动更注重人的整体性及自主性。在护理中主动与患者沟通，了解患者的身体、社会、心理及精神等各方面的需要，尊重患者的权益，不仅会建立良好的护患关系，而且更能体现以人为本的护理理念。

（五）有利于促进护理学科的发展

通过与患者建立良好的人际关系，护理人员可以更好地明确患者的需要，并用科学的护理手段促进患者的康复。同时通过与医疗及相关专业人员的交流，护理人员可以从中吸取有益的专业知识，反思护理专业的发展现状，为护理专业的发展贡献力量。

第四节　护士与患者及患者家属的人际关系

一、护士与患者的人际关系

护士与患者的人际关系是在护理工作过程中护士与患者形成和发展起来的一种工作性、专业性、帮助性的人际关系。护患关系是护理人际关系的核心，也是影响护理人际关系平衡的最重要因素。这种关系中的所有活动是以专业活动为中心，以保证患者的健康为目的，一切护理活动都必须以解决服务对象的健康问题为出发点和归宿。

二、护士与患者家属的人际关系

护士与患者家属的人际关系是指护士为了服务对象的健康和安危与患者家属或与患者有重要关系的人所建立起的工作性的人际关系。患者家属在提高护理效果和促进患者康复中起着非常重要的作用，特别是针对婴幼儿、重症、昏迷、高龄、聋哑、精神病等特殊患者时，护士与患者家属保持良好的关系显得尤为重要。

目标检测

答案解析

一、选择题

1. 人际关系的本质是人与人之间在活动过程中形成的直接（　　）
   A. 情感关系　　　　　　　B. 互惠关系　　　　　　　C. 和谐关系
   D. 心理关系　　　　　　　E. 互利关系
2. 下列哪项内容不是人际关系的原则（　　）
   A. 消极　　　　　　　　　B. 适度　　　　　　　　　C. 道德
   D. 互利　　　　　　　　　E. 礼貌
3. 人际关系的基本特点是（　　）
   A. 目的性　　　　　　　　B. 社会性　　　　　　　　C. 平等性
   D. 相容性　　　　　　　　E. 稳定性

二、思考题

1. 良好的护理人际关系有何意义？
2. 护患人际关系的目的是什么？

书网融合……

重点小结　　　　　　　微课　　　　　　　习题

第十章 护理工作中的语言沟通

PPT

学习目标

知识目标：通过本章的学习，掌握语言沟通的概念、类型和作用，熟悉口头语言沟通与书面语言沟通的特点，了解护理书面语言的书写规范。

能力目标：具备熟练应用站姿、坐姿、走姿、蹲姿、手姿、端治疗盘、持病例夹、推治疗车、推轮椅和平车的能力。

素质目标：树立良好的职业形象，提升自身的职业素养。

情境导入

情境：一名护士正值夜班，凌晨3点多突然来了一位急重症患者急需抢救，但已没有床位，庆幸有一位患者请假回去，她就急忙把被单换了。接着就是抢救，忙到第二天早上。待请假的患者回来，发现自己的床位被占用，且护士没做好解释工作，患者非常气愤，投诉了护士长，并要求上报。

学习本章内容，请同学们完成以下任务：
这名护士跟患者的沟通存在什么问题？

在人与人交际往来的过程中，需要"沟通"，语言是沟通的工具。人类学家把语言当作文化行为的模式、社会学家把语言当作社会群体成员之间的交互行为、文学家把语言当作艺术媒体、哲学家把语言当作解脱人类经验的手段、语言教师把语言当作一套技能。戴尔·卡耐基说："一个人的成功约15%取决于技术知识，85%取决于口才艺术。"这就阐明了说话水平的高低，已成为一个人的生活及事业优劣成败的关键因素。

第一节 语言沟通的基本知识

语言是人类最重要的交际工具，是人们进行沟通交流的表达符号。人们借助语言保存和传递人类文明的成果。语言是人与人之间的一种交流方式，人们彼此的交往离不开语言。护士的语言沟通是获得医生和患者信任与合作的有效手段。

一、语言沟通的概念

语言沟通是指沟通者出于某种需要，运用有声语言或书面语言传递信息、表情达意的社会活动。语言沟通是一门艺术，可以反映一个人的文化素质和精神风貌，不同的人，不同的职业，不同的场合，语言表达也不尽相同。护理语言沟通是指在护理过程中，护士与患者及其相关人员之间运用口头语言或者书面语言进行信息传递的活动。

二、语言沟通的作用

语言沟通是沟通中最重要的方式，它具有所有沟通方式的共同功能，同时也具有独特的个性功能，主要表现在以下几个方面。

1. 信息交流作用　信息交流是语言沟通的主要作用。通过语言沟通，可以更直接、更迅速、更广泛地获取、传递、交换信息。如在护理实践中，询问患者的健康史，对患者进行健康宣教等都是通过语言沟通来实现。

2. 心理疏导作用　通过语言沟通，鼓励患者表达内心真实的情感，可以缓解患者的紧张、焦虑情绪，释放压力，从而获得精神上的安慰，呈现良好的心理状态。

3. 协调与改善人际关系的作用　通过语言沟通，可以使沟通双方交换信息、观点、意见和建议，增进双方的了解，协调人际关系。

4. 工具性作用　语言沟通对于沟通的主体来说，在某些情况下是为了实现某种目的而进行的，所以具有工具性作用。良好的语言沟通有利于个人事业的成功，有利于组织内部建立和谐的关系，有利于集体事业的发展。

5. 社会整合功能　语言是组成社会必不可少的一个因素，是人类区别于动物的重要特征，语言是联系社会成员的桥梁和纽带。通过人际间的语言沟通，可以把分散的个体联合起来，组成不同的社会群体，形成不同的社会关系。所以，语言沟通对社会具有整合作用。

三、语言沟通的类型

语言沟通主要包括口头语言沟通和书面语言沟通两种类型。

（一）口头语言沟通

口头语言沟通又称交谈，是人们利用有声的自然语言符号系统，通过口述和听觉来实现的，也就是人与人之间通过对话来交流信息、沟通心理。口头语言沟通被语言学家称为"说的语言和听的语言"，是使用历史最久、范围最广、频率最高的言语交际形式，是书面语言产生和发展的基础。

1. 口头语言沟通的表达方式　语言学家将语言沟通分为述、说、讲、谈四种类型。

（1）述　是指复述、陈述，指说话人把一件事情或一个道理陈述清楚，把必要的信息表达出来。"述"是训练其他三种口头语言能力的基础。如在训练幼儿学母语、学生学外语时，通常采用复述训练。

（2）说　是指一般的口头表达。"说"可以是个人独白，也可以是简单的重复。说与讲、谈最主要的区别是后两者都有一般意义上的听者，说却不一定有听众。

（3）讲　是指一种比较正式的口头语言沟通行为。"讲"一般是有准备的。例如演讲、讲课、讲坛等，通常"讲"是有听众的。

（4）谈　是指谈话、对话。是使用频率最高、最能体现沟通能力的一种重要的表现形式。因为在"谈"的过程中，可以有述、有说、有讲。在交谈中，沟通双方不断变换角色，这种互动的过程更能体现出沟通的水平。护士在与患者的沟通中，主要使用交谈。

交谈可以分为面对面交谈和非面对面交谈。护士在与患者面对面交谈时，交谈的双方同处于一个空间，都在彼此的视觉范围，所以可以借助表情、手势等肢体语言来帮助表达观点和意见，使双方信息的表达和接受更准确。随着现代科学技术的发展，护士与患者之间也可以通过电话、QQ、微信等非面对面的方式交谈。在非面对面交谈时，双方可以不受空间和地域的限制，使交谈双方更加放松，话题更加自由。但由于非面对面交谈时距离远，可能会使信息的准确性受到影响。

2. 口头语言沟通的特点

（1）信息传递范围广　借助于口头语言的交际符号进行的交际活动，可以在至少两个人、多至数百乃至上千人之间进行。

（2）信息传递速度快 口头语言省去了书写、打印等书面语言的环节，可以直接将个人想表述的信息传递给对方，节约时间。

（3）信息传递效果好 口头语言大多是面对面直接沟通，双方可以通过语调、手势、表情、姿态等生动形象的非言语交际符号来强化想传递信息的内容，提高信息传递和交流的效果。

（4）信息反馈速度快 口头语言是一种直接的沟通方式，信息接收者可以向信息发出者直接提问，对其发出的信息表示赞同或者反对。也就是说，信息发出者能够及时得到信息接收者对信息的反馈。护士在进行健康史资料的采集时，口头语言沟通会取得较好的效果。

3. 口头语言沟通的局限性

（1）信息容易被曲解 口头语言一般是一次性的，信息接收者有时会因为漏听、误听而使信息接收不完整、不准确。如果再加上沟通的中间环节，就更容易造成信息失真。日常生活中的许多流言蜚语就是这样造成的。

（2）信息保留时间短 口头语言交谈如果不录音，其传递的信息内容难以再现，只能依靠记忆来维持，一旦有争议，口说无凭，难以核查。

（3）信息容易受干扰 使用口语传递信息易受外界干扰或空间条件的限制，由于语音传递的距离有限，如果周围环境嘈杂，空间过大，人数过多，缺乏扩音设备，都会造成沟通出现困难。

（4）难做详尽准备 在进行口语沟通时，交际主体的现场意识感较强，无法做出周密严谨的准备，主要根据对方的信息反馈，随时变换表达方式，调整发问和应答的内容，因此容易出现疏漏。

4. 口头语言沟通的语体形式

（1）日常口语 用于人们日常会话，具有通俗易懂、诙谐风趣的特点。

（2）正式口语 即人们所说的普通话，以口语词汇和句式为主，具有严谨规范、通俗准确的特点，是护士与患者沟通的常用方式。

（3）典雅口语 其特点是凝练并富有文采，主要适用于较庄重的场合，与书面语言相似，如演讲、正式招待会或大会上的发言等。

（二）书面语言沟通

书面语言沟通是用文字、符号、图片等进行的信息交流，是对有声语言符号的标注和记录，是有声语言沟通由"可听性"向"可视性"的转换。是人际沟通中较为正式的方式，可以在很大程度上弥补口头语言沟通的不足。书面语是在口语基础上产生的。在护理工作中，书面语言沟通可以一定程度上弥补口头语言沟通的不足。书面语言沟通用词文雅，结构严谨，具有沟通领域扩大、信息准确、信息长期储存等优点。书面语言的局限性在于其传递的信息不如口头语言及时、简便，同时信息接收者对信息的接受与反馈也比较慢。

四、语言沟通的语境

（一）语境的含义与作用

语境即语言沟通的环境。狭义的语境指言语内部的上下文，或说话的前言后语。广义的语境既包含狭义语境的内容，也包括言语外部的时间、空间等自然和社会环境。语境是语言沟通赖以生存、运用和发展的环境，它制约和决定语言沟通的命运。人际语言沟通的语境一般指广义的语境。

语境是与具体的语言行为密切联系的、对语言活动有重要影响的条件和背景，是由诸多因素构成的、相对独立的客观存在。同时，语境又与语言主体和话语实体相互渗透，既是确定的，又是动态的。无论是言语表达者还是接受者，共同依赖的都是语境，忽视或者脱离语境，言语沟通就不会成功。俗话说："到什么山上唱什么歌"，指的就是在交谈中必须依据和重视语境。

在现代人际沟通领域，语境的地位和价值日趋重要。语境可以帮助人们从语义不完整、表述不规范的语句中推断出完整而正确的含义。如一位妇科患者在接受检查前很婉转地对护士说："我亲戚来了。"护士可能不解其意，但如果联系其语境，护士可以得出"她正在月经期，不适合接受检查"的结论。语境也可以帮助人们正确理解沟通内容和传递信息的言外之意。如果患者对护士说"这病房真亮。"护士可以根据病室的窗帘是开的这一环境判断，理解患者的言外之意就是请护士帮助他把窗帘拉上。

（二）语境干涉

语境对语言运用既有便利作用，又有干涉制约作用。语境干涉是指言语环境对语言符号（在这里指有声语言）和言语主体所产生的影响和作用。主要包括以下几个方面。

1. 语用干涉　指语言符号内、外环境对言语行为的限定和制约。主要是指对语义的限定，对语境、选词、句式的制约以及对音节的制约。表现在语句上就是表达者为了创造某种和谐的气氛有意使自己的话语跟进语境。如在医院的医疗护理工作中，当患者病情危重、病室气氛沉闷时，医护人员不宜高声说话，谈话的内容也应该考虑患者及其家属的承受能力。

2. 解码干涉　语境制约着交际主体对言语信息的解码和分析。如护士在接班时提前达到办公室，交班护士会说："你到得好早呀。"我们会认为这是同事间的一种友善和寒暄。而对一个接班迟到的护士说："你今天到得好早呀！"我们能从语境中感觉到不满和嘲讽。

3. 语词干涉　语境制约着交际言语词语的选择。例如，护士对出院患者说："祝您早日康复，再见！"显然不符合语境的要求。

4. 语体干涉　语境制约着交际言语语体的选择。语体是指具有一定风格特点的语言类型。选择语体的依据是语境或对象。如某护士荣获了科研成果奖，被授予了较高的荣誉，许多人来表示祝贺，说"你还这么年轻就这么能干，真不简单！"

根据不同的语境，这位护士可以采用以下的方式回答。

日常用语："别那么说，我还差得远呢！"

正式用语："谢谢大家的鼓励，我还有许多不足之处，还需要进一步努力！"

典雅用语："请不要给我过多的夸赞，这样会令我陶醉，站在一个新的起点，我将开始新的征程！"

在语言沟通中，护士应明确在此时、此地、此情、此景的条件下，允许进行何种性质的对话，以何种方式表达好，对当前语境的评价，没有简单扼要的规律可循，只有依靠每个人的社会阅历和长期语言实践经验的积累。

第二节　护士应具备的口头语言沟通技巧

在工作中，护理人员主要通过与患者的口头语言沟通来获得有关病情的第一手。因此，口头语言沟通就成了护理工作者应当掌握的最基本的工作技巧。这种工作技巧掌握的程度将直接影响护理工作的水平和质量，同时沟通的内容和方式也可反映出护理人员的素质、水平和能力。

一、沟通内容

护士在与患者的交流中，应当注意交流的主题、语气、言语等，禁忌与患者交谈违背原则的话题、非议旁人的话题，以免引起患者的反感，甚至医患纠纷。

（一）礼貌性内容

护士对患者应使用"请""您""对不起""别着急"等温和的语句，以体现对患者的尊重，从而减少不必要的矛盾与纠纷。

例如，给一位患者静脉输液时，应说："您好，我现在要为您输液了，请您配合。"对积极配合完成治疗任务的患者应表示感谢，说声："谢谢您的合作。"由于操作不熟练或某种客观原因影响治疗任务完成或增加患者痛苦时应表示歉意，说声"对不起"，从而获得患者的谅解。

（二）解释性内容

患者在就诊过程中常会提出一些与疾病有关的问题，希望得到解释。如提出"自己患的是什么病""怎么会得这种病，能治好吗""生活起居及疾病护理的日常注意事项有哪些"等，护士有责任对这些问题做出合理的、有根据的解释，在解释时尽量少用医学术语，用最形象化的解释，让患者明白其病因及发展，并配合治疗，使医疗质量得以提高的同时，也融洽了护患关系。

（三）安慰性内容

患者来医院就诊，进入陌生环境，对医护人员语言非常敏感。尤其对长期生病及重病患者，在护理过程中绝不能对他们的过激行为采取批评、抱怨、伤害性的语言，应针对不同疾病、不同心理状况的患者，用委婉的语言疏导、安慰、鼓励他们，使患者保持良好的心态，增强战胜疾病的信心，接受并配合治疗。

（四）保护性内容

部分患者，尤其是患疑难重症、癌症和精神病的患者，心理承受力弱，容易精神崩溃、胡思乱想、睡不安寝，加速病情进展，所以护士应避免使用刺激性语言，杜绝粗鲁蔑视的语言和表情，可暂不告知患者本人真实诊断和病情。

二、沟通技巧

护患沟通是处理护患之间人际关系的主要内容，是护士在从事护理工作的过程中，由于其工作性质、职能范围等方面的特点，需要与各种服务对象，包括患有各种身心疾病的患者、患者家属、医疗保健的其他医务人员及社区人员建立各种人际关系，为共同维护健康和促进健康为目的而进行的沟通。在护理工作中，护士用词不恰当，可能会引起误会甚至纠纷的发生。护士只有掌握恰如其分地运用语言沟通交流的技巧，才能与患者建立良好的护患关系，最终帮助患者满足其恢复健康和保健的需要。对于护士来说，学习沟通交流的知识和技巧，对建立良好的护患关系以及提高护理质量具有十分重要的意义。

（一）言语恰当

护士使用语言要考虑患者的文化程度及其接受能力，尽量通俗易懂。如果信息接收者不能明白信息发出者信息的含义，那么这个沟通就是无效的。对文化水平低的患者，护士在交谈时要注意使用患者容易听懂的话，尽量避免使用医学术语。如护士收集腹泻患者的健康资料时，询问患者是否有"里急后重"的感觉，患者可能不理解，势必会造成沟通障碍。因此，护士应选择合适的、患者能够理解的词语与其进行沟通。

（二）善于倾听

信息交流中最重要的技巧是应把全部注意力集中在对方。这样能使患者感到亲切和对他的关心，护士通过耐心、细致的倾听，可以全面、真实地了解患者生理、心理情况，理解患者心理，倾听患者发自内心的语言。倾听是沟通技巧中最重要的环节，要耐心倾听患者的诉说。关于倾听，德国文豪歌德曾经说过："对别人诉说自己这是一种天性，认真对待别人向你诉说他自己的事，这是一种教养。"关于倾听，美国的口才艺术家卡耐基先生曾经说过："如果你想成为一个谈话的高手，必须先是一个衷心听讲的人。因为很少有人能看见别人对自己的关注。"对护理来讲，要求护士学会在与患者沟通时要学会倾听。护士在全神贯注听患者诉说时，实际是向对方传递的一种信息——我很关注你。所以说，倾听是很重要的。在听的过程中，护士要学会通过患者的表情、动作来理解患者表达的内容，体会患者的感受。根据一些研究者的统计，10%的听者能做到有效的倾听，护士要做到有效的倾听必须关注以下技巧：注意力集中，保持跟患者眼神的交流，不轻易打断患者的谈话，适当地对患者的表达做出反映。

知识链接

倾听的艺术

1. 目光凝视（1～3秒）对方舒适区，不时与对方进行眼神交流。
2. 面部表情尽量随对方的谈话内容转变。
3. 手头不可兼做其他事，身体其他部位最好成相对静止。
4. 专注，保持思考状。
5. 稍侧耳，正面与对方夹角5°～10°。
6. 身体前倾，与水平夹角3°～5°。
7. 不时稍点头，说些简短而肯定对方的话语。如对、行、好、嗯、可以、不错、是的、OK、没问题、太棒了。

（三）适当沉默

《荀子·非十二子》中曰："言而当，知也；默而当，亦知也。"在交谈过程中，沉默本身也是一种信息交流。护患交谈中适宜地运用沉默，可以使谈话更好地进行下去。例如，当患者对护士提出的问题一时不知道怎么回答或者忘记怎么回答，需要一定的时间进行思考或者回忆时，护士不要催促患者，应给予其一定的时间去思考或回忆。当护士对患者的某些意见或建议产生异议时，护士可以恰当地运用沉默，表示对患者意见的不认同。当患者愤怒、哭泣的时候，护士应保持沉默，给患者一定的时间宣泄。此时，护士可以轻轻地扶着患者的肩或者握住患者的手，真诚地面对患者，给其以同情、支持或理解的感觉。

（四）巧用暗示

积极的暗示对患者的身心健康均有促进作用，有助于改善患者的心理状态，有助于患者树立战胜疾病的信心，有助于疾病的治疗与康复。消极暗示则会损害患者的身心健康，轻者可以引起患者情绪上的不愉快，重者可造成患者精神创伤，甚至使疾病恶化或者产生新的疾病。某些疾病的发生、发展与语言暗示与刺激有直接的关系。例如，一位再生障碍性贫血患者，在经过一段时间的治疗后，自己认为花了那么多的钱，病情却没有任何好转，从而产生了悲观情绪。护士在发现患者的情绪波动时，马上结合患者经过系统的治疗后疾病有好转的情况，及时暗示患者："你这几天的气色好多了，脸色也比入院的时候红润了，我今天看了你的检验单，红细胞数量比以前增高了。"从而使患者增加战胜疾病的信心，积极配合以后的治疗护理工作。护士积极的语言暗示，可使患者在不知不觉中得到心理安慰，从而有利于稳定病情，有利于疾病的治疗。暗示应注意以下几个问题。

1. 建立信任感，树立权威 对医护人员的信任感和权威性是患者接受暗示的先决条件，因此，医护人员在言行举止上应注意展示权威性，使患者产生信任感。

2. 了解患者，有的放矢 在使用暗示方法前，要积极收集患者的相关信息，了解患者的心理症结，针对患者的具体情况实施暗示，方可取得满意的效果。

3. 审时度势，措辞得当 在了解患者的基础上，选择恰当的时机、适宜的场所、合适的语句对患者进行暗示。

4. 暗示的一致性 医护人员要注意统一口径，切忌医护之间的说法自相矛盾，使患者对医护人员失去信任感，从而使暗示疗法失去作用。

（五）巧妙提问

提问是收集信息和核对信息的重要方式，也是使交谈能够围绕主题进行的基本方法，有效的提问能使护士获得更多、更准确的资料。提问要注意选择合适的时机，不要随意打断对方的讲话，在提问前，先向对方说声抱歉，如"对不起，我可以问一个问题吗？"提问应围绕着交谈的主要目的进行，如对糖尿病患者，护士应围绕着症状、饮食、休息、用药等情况以及相关的心理、社会因素来提问。避免一次提问太多，会让患者产生应对失措的感觉或反感情绪，甚至敷衍或拒绝回答。

（六）恰当使用态势语言

通过体态、面部表情、姿势、手势来表达思想感情、传递信息的交流方法，是言谈交流的重要辅助手段。

信息的全部表达＝7％语言＋38％语调＋55％表情，其中最主要的表情语就是目光语和微笑语。人的眼睛最能袒露人的内心隐秘和激情。微笑是最常用、最有效的面部表情，是人际交往中的润滑剂，是化解矛盾、广交朋友的有效手段。

（七）把握交谈节奏和时间

不同的患者，说话的速度和反应的节奏有所不同，与患者谈话要选择合适时间，不要选择患者吃饭、治疗或休息时间，并预先和患者沟通交谈时间，不宜太长或拖延。

（八）运用好文明语言

护士同患者接触最多，语言对疾病转归就显得尤为重要。护士通过安慰性语言，给患者以温暖，使患者有战胜疾病的信心。护士应用问候性语言使患者安心，还利于相互信赖、信任。与年轻人交流时必须注意避免教训的语言，以免引起反感；与老年人交流使用尊重、体贴的语言，使老年患者产生信赖和亲切感，增强交流效果。

（九）同情和体贴

在与患者交往中，让患者感受到被同情和体贴很重要，用一些关心、体贴的语言效果很好，要朴实自然真诚地表达自己的关心和同情，使患者真正感受到护士的同情和体贴。

第三节 护理工作中的书面语言沟通

护理工作中主要的书面语言沟通类型有护理文件（包括护理表格的绘制，一般护理记录）、护理科研论文、护理管理文件等，护士的工作离不开护理记录，在记录过程中一定要注意内容的科学性、实用性、时效性、真实性、规范性和简洁性，以求达到良好的沟通效果。一定要避免书写格式错误、字迹潦草、语意不明、篡改事实等严重的效果。

一、护理文件

护理文件，是护士记录患者的病情变化、治疗情况和所采取的护理措施，包括体温单、医嘱单、医嘱记录单、特别护理记录单、护理交班记录、责任制护理记录等。

1. 护理表格 体温单、医嘱单、治疗卡、翻身卡等是运用相关符号和词组在固定的表格中填写的护理记录。护理表格在临床护理工作中应用广泛在填写中要求简洁明了、字迹清楚、项目齐全、准确及时。

2. 护理记录单 护理记录单是以简明扼要的文字为主要表达方式所书写的常用护理文件。临床常见的护理记录单主要包括特别护理记录单、护理日程记录、护理计划、健康教育处方、病室交班报告等。护理记录单与患者的病情变化、治疗效果、康复情况等密切相关，在临床护理工作中经常使用。因此，在书写时力求做到重点突出、内容连贯。护理人员在护理模式逐渐转变的过程中，也要不断提高自身的文化素养、思维方法和工作能力等。

3. 护理科研论文 护理科研论文是以说明文或议论文为主要表达形式，将护理科研成果或临床护理经验以科研的方法进行总结，经过科研设计、实验、观察并取得第一手资料，再经过归纳、总结、分析及必要的统计学处理而撰写而成的护理科技作品。

二、护理管理应用文

护理工作计划、总结、规章制度、调查报告、请示报告、措施、通知等是各级护理管理工作者在处理各种公共事务中应用的文体，除具有应用文共同的功能外，还具有护理专业的特色与个性。其内容紧紧围绕着护理专业，传达和贯彻上级的方针政策，联系和处理各级机关、部门的行政事务，在上传下达以及部门与单位之间互通情况、及时总结和交流经验教训等方面发挥着极其重要的作用。因此，每一位护理人员都应正确书写和使用护理管理文件，以维持正常护理工作和提高工作效率。

三、护理书面语言的写作要求

护理工作中的书面语言，既有一般写作的方法和规律，又有护理学科的基本规律和专业特点。护理人员在进行书面语言沟通时应掌握以下要求。

1. 准确运用医学术语 运用医学术语表述信息，可以避免使用普通词语所出现的概念不清、语言冗长等缺点。护理文件书写中需要大量运用医学术语，如描述步态可用剪刀步态、慌张步态、醉酒步态。在书写护理文件时，语句表述要简洁清晰，表意准确周密，如"行走时给予患者帮助"表意不准确，应改为"患者行走时护士及时给予帮助"；语序要妥当，否则让人难以理解语意，如"仅创面见少量脓性分泌物"应改为"仅见创面有少量脓性分泌物"。对疾病症状的描述要以症状发生的先后为序，不能前后穿插，更不能颠倒重复；重点疾病突出在前，附带疾病次之，尚未确诊的疾病写在最后，加上问号即表示可能性。

2. 语意确切，表意专一 医学术语一般是单义性的，意即医学术语代表的概念严格限定，表意专一而稳定，如描写长期服用糖皮质激素的患者为"满月脸、水牛背、向心性肥胖"特征。在书写护理文件时，应尽量避免用词不当，还应避免使用带有感情色彩的词语，多用中性词，如"患者神志清楚，呼吸浅快，呼吸34次/分，心率120次/分，律齐，肺部可闻及湿啰音"。

3. 避免内容遗漏、缺如 护理人员在书写护理病历时，时常出现记录的资料不完整、不全面、含糊不清等情况，还经常遗漏精神、情绪等心理状态的描述。如"患者食欲好，睡眠尚可"，这里的"食欲好""睡眠尚可"，都是含糊不清的描述。

4. 避免逻辑错误 护理人员在书写护理病历时如果出现逻辑错误，很容易传达给他人错误的信息。常见的有词语搭配不当和语法结构不当。如"患者腿部伤口的创面逐渐恢复""评估患者咽部不适的状态"，应分别描述为"患者腿部伤口的创面逐渐愈合""评估患者咽部不适的程度"。

5. 避免书写错别字、符号 护理人员在书写护理病历时，书写错别字的情况时有所见，如"副作用"写成"付作用"，"主诉"写成"主述"，"腭裂"写成"颚裂"，"输氧"写成"输养"等。

6. 书写护理记录内容要全面 无创性的操作需详细记录术前准备、术后患者的感觉、不良反应、生命体征变化等；对有创性的护理操作，不管患者是否会选择，都要其在有关记录上签名，以示知情同意；护理操作的内容应记录操作时间，关键步骤。

7. 护理记录要注意时效性 书写护理记录时间精确到分钟；危重患者记录单应特别强调时间性，包括患者病情变化时间、抢救时间、用药时间、各项医疗护理技术操作的时间、各科专家会诊的时间、患者死亡的时间等。注意记录应衔接紧密，不留空行，签全名。

四、护理人员应具备的书面语言修养

1. 提高语言文字的修养，重视书写的规范化 护理专业的书面语言沟通可客观、真实、准确和全面地反映服务对象的健康问题，书写时不能有半点马虎。护理人员要提高语言文字的修养，书写规范，不写错别字，不写繁体字，不写异体字，正确使用符号、单位等。关于医学名词术语的使用，应符合全国自然科学名词审定委员会公布的统一标准。

2. 加强职业责任养成，培养敏锐的观察力 护理人员具有高度的责任心，是做好本职工作的前提条件。如果护理人员对待服务对象的生命安危和健康问题麻木不仁、冷漠，不但会导致护理记录资料提供的信息失真甚至缺失，而且有可能带来严重的后果。护理人员要提高书面语言沟通能力，还必须具备敏锐的观察力。只有通过全面、细致、敏锐地观察，才能全面掌握服务对象的所有信息，顺利、高效地完成护理工作。

附：卫生行业服务用语规范及禁语 40 例 ［摘自原卫生部文件］

1. 应尊重对方，做到礼貌、客气、称呼准确，必须使用"请""您""对不起""谢谢配合"等文明用语，并区分不同对象礼貌称谓。禁止使用让人感觉不尊重的命令式和无称谓的语句，如：

（1）躺（坐）那儿，别磨磨蹭蹭的！

（2）嗨，×床（不称呼姓名）！

（3）把裤子脱了（把衣服撩起来）！

（4）瞧这破血管，扎都扎不进去！

（5）没到 ××时间，都出去！

（6）在这儿签个字，快点！

（7）都停下来，我们要检查了！

（8）把证件（证明、资料）都拿出来，让我看看！

2. 应理解体谅对方，不刺激对方，不激化矛盾；善意启发对方，消除心理压力和不稳定情绪。禁止使用侮辱人格、讽刺挖苦或可能让人羞涩的语句，如：

（9）有什么不好意思的，都这个份上了！

（10）活得还挺仔细！

（11）瞧着点儿，没长眼睛啊！

（12）这么大人了，怎么什么都不懂！

（13）活该！

（14）没钱就别来看病！

（15）快点儿，你怎么搞的！

（16）干吗取这名字，就为让人不认识？

（17）你这样的见多了，有什么了不起的！

（18）到这儿撒野来了！

3. 应一切为对方着想，耐心解释、语气缓和，解除对方的忧虑，也能"化干戈为玉帛"。禁止使用不耐烦、生硬的语句，如：

（19）你这人怎么事儿这么多，讨厌！

（20）没什么，死不了！

（21）怕疼，别来看病（治病还能不疼）！

（22）这儿交班（开会、结账）呢，外面等着去！

（23）嫌慢，你早干什么来着？

（24）哪儿凉快哪儿歇着去！

（25）这是法律法规规定的，你懂不懂？

（26）材料不齐，回去补去！

（27）上面都写着呢，自己看去！

（28）查户口的？你管我姓什么！

4. 应从对方的需要出发考虑问题，尽可能提供方便，帮助解决，不推卸责任，不"踢皮球"。禁止使用不负责任的推脱语句，如：

（29）这事别来找我，我不管（不知道）！

（30）谁和你说的（谁答应你的），找谁去！

（31）快下班了，明天再说我下班了，找别人去。

（32）机器（仪器）坏了，谁也没办法！

（33）嫌这儿不好，到别处去！

（34）我就这态度，有意见，找头儿去！

（35）这地方写得不对，找 ×××改去！

5. 应本着尊重科学，实事求是的态度解释说明情况，不要因为用词不当或闪烁其词，使对方产生困惑。禁止使用含糊不清，增加疑虑的语句，如：

（36）好坏控也不敢说，没腥儿。

（37）你这事（手术、病）不太好办呀。

（38）你的病也就这样了，回家想吃点什么就吃点什么吧。

（39）看看吧，快不了。

（40）也许不要紧，没关系。

第四节　护理工作中的言谈

一、言谈的目的

护理人员在工作中言谈应该围绕患者的病情、健康问题和护理问题。其主要目的是了解患者的健康观念、健康状况、生活习惯、社会背景及有关疾病、治疗及护理的病史等方面的资料，以获取患者有关健康状态、现存的或潜在的健康问题等方面的健康资料。

二、言谈的方式

包括正式和非正式言谈。

1. 正式言谈　指事先通知患者，目的明确、有计划的交谈。一般分为四个阶段。①准备阶段：明确交谈的目的，列出交谈的提纲，备齐所需物品，安排恰当的时间和适宜的交谈环境；②开始阶段：有礼貌地称呼患者，做好自我介绍，交代交谈的目的和所需的时间，承诺对隐私性内容保密，提示患者可以随时提问；③引导交谈阶段：应用多种技巧鼓励和引导患者紧扣主题、逐步深入地进行交谈，证实或核实所收集的资料；④结束阶段：对交谈的内容进行简单概括，得到患者确认，感谢其配合，结束交谈。

2. 非正式言谈　指在护理工作中护士与患者之间随意而自然的交谈。常在为患者提供护理服务的过程中进行，谈话内容不受限制，患者可自由表达，有助于了解患者的更多信息，包括真实的心理感受等。

三、言谈的方法

言谈是采集健康史最重要的手段。言谈时护士与患者的良好关系，宽松、和谐的交谈环境，患者的疾病状况及言谈的技巧是影响交谈的主要因素。成功的言谈能够确保健康史完整性和真实性。

1. 提问方式　言谈常由评估者的提问开始。在言谈过程中，可根据具体情况采取合适的提问方式。

（1）开放式提问　评估者提出问题，患者可根据自身的情况对所提问的问题进行详细的描述，如"您哪儿不舒服？""您最近睡眠怎么样？"开放性问题易于回答，患者叙述的有关症状发生、发展、演变及感受等病史更真实、更全面。其缺点为患者的回答可能会偏离主题，占用时间较长。

（2）封闭式提问　提问内容较为具体，可用简单的词语或"是""否"回答，如"您头痛多长时间了？""您吸烟吗？"等。其缺点是患者无充分表达的余地，不能提供全面的信息，使得资料的收集不够全面，若使用过多，可使患者产生压抑感，不利于交谈。

2. 言谈时间　一般在患者入院事项安排好之后进行，时间一般为 20～30 分钟，不宜在患者就餐或其他不方便的时间内进行，危重患者则需在病情稳定、无生命危险之后进行。

3. 言谈环境　环境应安静、舒适，能保护患者的隐私，无特殊情况可在病床边进行。

四、言谈的技巧

首先，要有礼貌地称呼患者，可根据患者的年龄、性别、职业、文化背景不同而有所选择，避免直呼床号。其次，向患者做自我介绍，说明言谈的目的是收集健康相关的资料，以便能够为其提供全面的、有针对性的护理。向患者承诺对病史内容保密。

1. 言谈一般从主诉开始，围绕言谈目的，有顺序地进行，先选择一般性的易于回答的开放性问题，如"您今天来，是感到哪儿不舒服？"根据患者的叙述，再通过一系列问题逐步深入了解本次疾病的原因、症状特点、治疗经过等，如"这样的疼痛有多长时间了？什么情况疼痛感更明显？疼痛发作时还有其他不适吗？您到哪里看过？做过哪些治疗？效果如何？"等。

2. 交谈中需注意症状或体征出现的时间顺序，问清主要症状出现的确切时间，根据时间顺序推断出症状的演变过程，尤其关注环境变化或药物使用等使病情减轻或加重的因素。可用"……以后怎样？""然后……"的提问方式，以了解症状发生、发展的先后顺序。

3. 提问应避免套问或诱问，如"您失眠吗？""您是下午发热吗？"而应该用"您最近睡眠情况怎么样？""您一般在什么时间发热？"以免患者随声附和，影响资料的真实性；同时应避免使用医学术语如"里急后重""心悸"等，以免患者难以理解，无法回答。

4. 当交谈方向偏离主题时，护士应及时运用相应的技巧帮助患者回到提同的主题，并就重点问题开展描述，如"我很愿意在稍后的时间与您交流这个问题，现在请您先谈谈这次腹痛的情况好吗？"

5. 言谈过程中应对患者的陈述表示关心、理解和同情，当患者回答不确切时，应耐心启发，如"请再想一想还有什么，能不能再确切些等"，注意给患者充分的时间答问题。

6. 言谈过程中对患者的回答做出适时回应时，应重视非语言沟通的作用，必要时可配合使用手势、面部表情、肢体运动、身体姿势等，如适时的微笑点头、恰当的肢体接触等，且始终与患者保持目光接触，不东张西望或凝视，避免分散患者注意力，以免患者感到护士对其回答不感兴趣，心不在焉，从而影响交流效果。

目标检测

答案解析

一、选择题

1. 护士语言得体文明能优化护患关系，下面情况没有做到语言得体文明的是（　）
   A. 用床号称呼患者　　　B. 护理时使用商量的口吻　　C. 对不配合的患者耐心引导
   D. 所有患者一视同仁　　E. 恰当使用姿势语言

2. 关于提问技巧在护患交流中的运用，以下说法不正确的是（　）
   A. 开放式问题可以获得更多有关患者的资料
   B. 闭合式问题可以获得更多有关患者的资料
   C. 应根据患者的实际情况来决定使用何种方式提问
   D. 对于病情严重的患者，应该提问闭合性问题
   E. 在采集患者健康资料时，要避免诱导性的提问

3. 急诊护士在面对家属过激的语言时，不应当采取的做法是（　）
   A. 冷静对待
   B. 站在对方角度为其考虑
   C. 反唇相讥
   D. 随时向他们交代病情的变化
   E. 必要时保持沉默，避免恶语伤人

4. 护士在交谈时，要注意语言的准确性，下面没有做到的是（　）
   A. 发音准确　　　B. 语速适度　　　C. 内容简明
   D. 避免使用医学缩略词　　E. 使用方言

5. 下面不属于倾听过程中需要关注的注意事项的是（　）
   A. 全神贯注　　　B. 及时反馈　　　C. 多多提问
   D. 不打断讲话　　E. 不时点头

二、思考题

1. 常用的语言沟通技巧包括哪些？
2. 如何赞美他人？

3. 护患交流的技巧有哪些？

4. 如何有效地进行倾听？

5. 护患交流中的禁忌有哪些？

书网融合……

| 重点小结 | 微课 | 习题 |

第十一章 护理工作中的非语言沟通

PPT

学习目标

知识目标：通过本章的学习，掌握非语言沟通的概念和特点及基本形式，熟悉非语言沟通在护理工作中的应用。

能力目标：护理实践中学生能正确运用非语言沟通解决问题的技巧；能知晓人际距离的分类及在实践中的互动技巧；能正确运用眼神、微笑、体态的技能要点和应用技巧。

素质目标：树立良好的职业形象，提升自身的职业素养。

情境导入

情境：患者，女，70岁，胃炎急性发作急诊入院，外科病房接到急诊室电话，准备迎接患者入院。患者面色苍白，面容痛苦，在家属的陪同下，地来到护士站。护士立即询问患者病情，用关切的眼神注视患者，轻轻将其扶到床边，帮患者脱掉鞋子，扶患者轻轻躺下，并为其测量生命体征，面带微笑，不断安慰患者和家属，为患者盖好床单，亲切地说："您不用担心，医生马上就来，请您放松，不要紧张。"患者感激地拉着护士的手连声感谢。

学习本章内容，请同学们完成以下任务：

1. 护士运用了怎样的沟通技巧，给患者的感受是什么？
2. 护士在人际交往中该如何运用非语言沟通技巧？

在人与人的沟通过程中，有些信息是通过语言的方式来表达，而另一种方式可以通过非语言的方法来传递相关信息，非语言沟通是人际沟通的重要方式之一。因此，护理人员学会正确的非语言沟通技巧，对协调护患关系、提高护理质量都有着积极的影响。

第一节　非语言沟通概述

人们在交往过程中，除了语言沟通之外，非语言沟通在表达思想、交流情感方面起到重要的补充和促进作用。

一、非语言沟通的概念和意义

美国心理学家艾伯特·梅拉比安曾提出这样的公式：信息的总效果 = 7% 语言 + 38% 声音 + 55% 表情。从这个公式不难看出，人与人的沟通过程中只有 7% 是通过语言实现的，而非语言的沟通高达 93%，人们不能只是从听到的话里判断是非，更要从对方的肢体语言、眼神、表情、语气等各方面进行分析，非语言信息在人际沟通中占有重要的分量，它具有语言所不能替代的功能，而且能取得意想不到的效果。

（一）非语言沟通的概念

非语言沟通是指除语言沟通以外的各种人际沟通方式，人们是借助非语言信号，如人的仪表、服饰、表情、姿态、身体动作、语气语调、空间距离等，而不以自然语言为载体进行的信息传递过程。非语言有着语言不可替代的作用，它可以支持、修饰、加强或否定的语言行为，若表达语言所难以表达的内容，它能使沟通信息的意义更加明确。

（二）非语言沟通的意义

非语言沟通是语言沟通的自然流露和重要补充，更加有利于信息的接收者观察理解信息发送者的真实目的，从而提高沟通效果。非语言信息传递的内容往往比语言信息更加直观。护士想要了解患者的病情，看一大段文字介绍或是听别人介绍显然不如到病房观察患者更为真切可靠。某些情况下，非语言沟通是护理人员与患者沟通的唯一方式，如佩戴呼吸机的患者，不能言语，只能通过表情、动作等方式与护士进行交流，表达自己的想法和感受。生活中，有时彼此相视一笑或一个动作、一个眼神就能抵过千言万语。非语言沟通几乎可以在任何文化背景的人群之间进行，无论男女老少、民族、国家、地区，都可以用非语言沟通方式来表达同一种情感，借助这些体态语言，人们可以实现跨文化的沟通。

二、非语言沟通的特点

（一）应用范围的广泛性

非语言沟通的应用范围极其广泛，大部分的非语言沟通能力是与生俱来的，是每个人都具有的本能活动，经过后天学习和形成的非语言沟通形式又有着共性的特征，因此，非语言沟通具有显著的广泛性的特点。比如，在绝大多数情况下，无论哪个国家、民族，男性还是女性，大人或是小孩，人们往往用笑的方式表达喜悦、开心的情感，而用哭的方式表达痛苦、悲伤的感情。心理学家研究发现，刚出生几个月的婴儿就可以观察别人表情，并对其做出恰当反应的能力，当成人对他们微笑、表示接纳时，他们也会显示出微笑的接纳反应；而当成人对其表示气愤、显示拒绝的表情时，他们也会显示出不愉快、拒绝或恐惧的表情。在语言有差异的环境中，人们也可以通过非语言方式进行有效沟通。

（二）体现情感的真实性

通常情况下，人们的语言行为和非语言行为是相伴而生的，但是语言沟通往往容易受到意识的控制，而非语言行为是人的真实情感和思维不由自主的自然流露和表达，是无意识的行为，体现出真实性的特点。当一个人兴奋、焦虑、惊讶、恐惧时，其面部表情、动作、眼神等都会真实地表现出来，很难掩饰。非语言沟通往往比语言沟通更能表露真实含义。

因此，作为护理工作者，要善于读懂患者的非语言信息。

（三）语义凸显的情境性

非语言沟通与沟通所处的语言环境有着密切关系，情境决定了非语言信号的含义，同样的非语言符号在不同的情境中，其含义也不尽相同，甚至会出现相反的含义，充分体现了情境性。例如，同样是流泪，可能是表达悲伤、委屈的情感，也可能是幸福、兴奋、激动的情绪。因民族、文化背景的差异，非语言沟通也会有所差异，因此，理解和运用非语言沟通应结合所处的文化背景和沟通情境，若与一定的情境分离，就很难说明非语言符号的意义。

（四）沟通过程的连续性

在日常交流中，语言的沟通可以是间断的，但是非语言沟通则是连续、不间断地进行，是贯穿始终的。研究证明，人们每天运用语言沟通的时间占1/3，而非语言沟通的时间占2/3。从沟通一开始，双方的穿着打扮、行为举止就能传递出各种特定的信息，双方的人际距离、表情、体态也能显示出特定的关系，而且会一直持续到沟通结束。因此，护士在与患者进行沟通交流时，应先观察患者的表情，分析他的心情和情绪状态，再选择恰当的语言进行沟通。

（五）含义范围的模糊性

众所周知，语言的表达具有明确的规范性，遣词造句都有严格的语法语言的制约，以准确地表达具体的思想。而各种非语言的沟通行为表达的含义范围比较宽泛，不会有明确的标准，所以人们在理解时常常会出现歧义，非语言沟通行为一般难以确切地表达较复杂、具体的想法，有时候只能在语言的配合下，才能表达出明确的信息。

（六）语言环境的地域性

和语言沟通一样，非语言沟通也会存在特定的文化背景和语言环境。相同的非语言符号在不同的社会环境及文化背景下，会有不同的意义，有着很强的民族性和地域性。如示指和拇指围成一个圆圈，其他三个手指伸开的"OK"的符号，在中国和美国等国家表示"好的、同意、很好"的意思，但在法国则表示"零"或"无价值"的意义，在日本表示"钱"，在葡萄牙则是侮辱人的手势等。

（七）体现效果的综合性

在非语言沟通过程中，人们的某种情绪通常是通过多种非语言符号、多种渠道共同表达的，是表情、体态、空间位置等多方面联动的结果，体现出综合性的特点。比如，当一个人愤怒的时候，脸色、眼神、体态都会发生变化，怒目、咬牙、握拳同时表现出来。

三、非语言沟通在护理工作中的作用

非语言沟通能使语言沟通表达得更加生动形象，也能更真实地体现心理活动。在护理工作中，护理人员要善于观察和理解患者的非语言行为，善于从患者的面部表情和身体姿势洞察他们的内心感受，获得真实的信息。

（一）表达情感

非语言沟通的一个重要功能是直接表达真实情感，有强化有声语言的作用，甚至在特定的情况下可以替代有声语言。亚历山大·洛温博士说过："没有任何语言比人体语言更能表达人的个性，关键在于正确识破这一人体语言。"非语言信息是人们真情实感的流露，人的喜怒哀乐都可以通过表情、体态等形象地展示出来。在护理工作中，护士与患者及亲属常常通过非语言形式表达他们的内心情感，如助产士紧紧握住产妇的手表示安慰；家属紧锁眉头，坐立不安、不停地搓手传递着内心的焦虑和不安。在新生儿病房，有经验的护士常可以从婴儿的表情、动作，特别是啼哭声调的高低、节奏的快慢、音量的大小，来判断患儿是否出现某些病情变化或有生理需要。

（二）验证信息

人们在进行沟通时，会使用非语言沟通的方式对语言信息进行辅助和强调，从而使自己的意图表达得更充分和完整，因此信息接收者可以通过非语言的行为中觉察出大量的重要信息。验证信息是一个相互的过程，护理人员与患者双方都要通过非语言信息的观察来证实自己的判断。在医院里，患者往往会通过观察医护人员的非语言信息来验证自己的判断。比如，肿瘤患者在等待肿瘤切片报告的过程中，会通过医务人员进出病房时的表情获得一些线索来猜测检验的结果。

（三）调节互动

沟通中有大量的非语言信息可以起到调节互动的作用。比如点头、摇头、注视、皱眉、降低声音、改变体位等，人们可以借助这些非语言信息来调控交流状态。例如，在健康宣教时，患者频频点头，表示其理解、认同护士的讲解，可以继续进行下去；如患者皱眉，则可能表示有疑问或不理解，需要护士及时进行解释，以保证有效沟通。如在护患沟通过程中，患者频繁地看手表、左顾右盼或向别处张望，说明其对交谈的内容听不懂或不感兴趣，此时护士应及时转换话题或暂时停止交谈。沟通双方诸如此类的互动行为的调节，经常不是由语言直接来表明的，而是靠非语言暗示来委婉地表达。

（四）显示关系

沟通信息中包含着内容沟通和关系沟通两个层面。内容多是通过语言信号表达，而关系沟通多是通过非语言信号进行反应。如在病房里如果护士靠近患者并坐着交谈，显示双方比较平等，如果医护人员站着对卧床的患者说话，则显示了医务人员的控制地位。护理人员和蔼、亲切的表情显示的是友好的关系，而面无表情、生硬的语调则向患者传递的是冷漠和疏远。因此，护理人员要恰当运用非语言沟通信息来促进护患关系。

（五）形象塑造

服饰、仪容、仪态是一个人的文化素养、审美情趣、社会地位和精神面貌的外在表现。端庄的仪容、得体的着装、良好的行为举止能塑造一个人良好的形象，在护理临床工作中，有助于体现护士职业的精神与气质，能够赢得患者的尊重和信赖。

第二节　非语言沟通的形式及应用

临床护理工作中，护患之间的非语言沟通是广泛存在的，其沟通形式也呈现多元的特点，护理人员应该掌握非语言沟通的形式和应用技巧，在工作中了解患者传达的非语言信息，运用非语言沟通技巧与患者沟通，更好地为患者提供服务。非语言沟通的主要形式包含仪容仪表、表情、体态、触摸、人际距离、副语言、空间环境等七个方面。

一、仪容仪表及应用

仪容仪表是一种无声的语言，是一个人内在气质和良好修养的体现。仪表是指一个人的外观、外貌，包括容貌、服饰、举止、风度等。仪容仪表是第一印象的基本要素，也是反映一个人的精神面貌和内在素质，同时也反映了一个人的道德修养、文化修养、审美情趣及社会地位等。护理人员除了要拥有丰富的专业理论知识和熟练的操作技能，还应具备良好的仪容仪表及"白衣天使"的专业形象。护理工作的性质要求护理人员应具备清新、淡雅的妆容，稳重、端庄的气质，衣着得体，举止优雅大方，态度和蔼可亲，时刻为患者传达一种亲切、可信赖的感觉，为良好的护患关系打下坚实的基础。

（一）仪容

1. 头发　发部修饰是护士仪容礼仪中的一个重要环节。除了常规对头发进行清洁、保养、修饰外，由于工作性质、工作环境和服务对象的不同，发型的选择也有所不同。护士的发型宜选择相对简洁、文雅、端庄的发型，符合年龄和职业特点，长度适宜，发色应接近自然发色。戴燕帽时，前不遮眉、侧不掩耳、后不搭肩，长发整齐的约束在发网内，短发自然后梳，两鬓头发置于耳后。

2. 面部　在护理工作中，护士每天要与患者面对面的接触，因此要注意面部的修饰。白皙、清秀的面容能给人良好的第一印象。面容的修饰首先要注意面部的清洁卫生，脸部经常清洗，加强面部的保养；及时清除眼部的分泌物，戴眼镜则注意眼镜的清洁美观、安全舒适；保持耳鼻部的清洁卫生，及时清除耳垢和鼻腔分泌物；每天定时漱口刷牙，保持牙齿洁白、口腔无异味等。

3. 化妆　在人际交往中，得体适度的妆容既是自尊自信的表现，也体现了对他人的尊重。化妆要讲究自然，"清水出芙蓉，天然去雕饰"。护士的妆容应清新、淡雅，表现女性的清丽、素雅又不失端庄俏丽。妆容浓淡相宜，自然贴切，并与自身的整体气质、身份、服装及环境相协调。护士化淡妆是一种热爱生活的体现，也是一种积极乐观的态度，能增强护士的自信心，激发患者对于康复的渴望。

（二）仪表

仪表是人自身形象的外在表现，是人内在气质和修养的展现。"人靠衣装马靠鞍"，说明了着装对人的重要性，衣着干净整洁，会给人文明、干练的形象；衣着得体、适度，符合时间、地点和场合的要求，是自身修养的体现；良好的形象应该综合考虑自身的容貌、身材、职业以及所处环境的整体协调。护士的着装应遵循着装的基本原则和要求。

1. 着装原则 TPO 原则是目前国际公认并通用的着装基本原则，TPO 是英文 Time、Place、Object 三个单词首字母的缩写，即时间、场合与目的相一致的原则。T，指穿着服饰的"时间"原则，即服饰的穿着要考虑时代、季节和时间的特点，时间不同，穿着应该不同；P，指服饰的"地点"原则，即服饰穿着要考虑地点不同，穿着不同，在家可穿休闲装和家居服，在工作场所应庄重大方，护士工作中应穿护士服；O 是指服饰的"目的"原则，在社会交往中应根据不同的交往目的，具体的交往对象选择服饰。

知识链接

礼仪之始，在于正衣冠

《礼记·冠义》有记载："礼仪之始，在于正衣冠。"指的是礼仪之始，在于正容体、齐颜色、顺辞令。引申义为一个有良好修养的人，一定是体态端正、服饰整洁、表情庄敬、言辞得体。礼仪源于尊重。言行举止的尊重依赖于自身修养的积累，离不开平时文化积累、内心向善的培养。而外在的尊重，则有赖于衣着方面的得体表现。

作为现代护士，更应注重维护个人职业形象，以达到外在美与内在美的统一。

2. 护士服着装原则 护士服属于职业服装，是护士职业形象的象征，能体现护士良好的精神风貌，带给患者一种亲切、可信的感觉。护士服要求保持整洁、干净、美观、合体，不缺扣、无污渍等。护士穿护士服时，要求尺寸合身，衣领和袖口扣子必须扣牢，衣带平整，内衣不外露。护士应穿白色软底平跟鞋，肉色长筒袜，袜口不宜外露。护士服除正常佩戴胸卡、胸表外，不戴过多的配饰（图 11 - 1）。

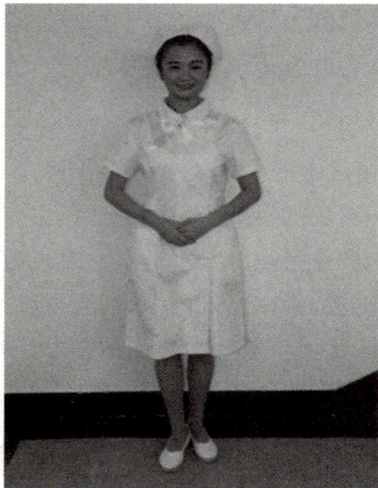

图 11 - 1　护士的着装

二、表情及应用

法国作家罗曼·罗兰曾经说过："面部表情是多少世纪培养出成功的语言，是比嘴里讲得更复杂到千百倍的语言。"表情是一种无声的"体态语言"，是人们表现在面部的思想感情，是人们情绪、情感的流露，它通过人的眼、眉、嘴、鼻、颜面肌肉等的变化来体现，是沟通中最丰富的源泉，是人类一种共有的语言。面部表情通过面部的颜色、光泽、肌肉的收缩与舒展，纹路的变化，眼、眉、嘴、鼻等动作，综合来反映人们的心理活动和情感信息，对人们所说的话起着解释、澄清、纠正和强化的作用，是测量人情绪的客观指标之一。

（一）面色

人的面色，不仅反映身体的健康状况，也是心理状态的展现。如面色绯红表示害羞、激动和兴奋；满面红光表征兴高采烈、容光焕发；面色紫红表征愤怒和恐惧；面红耳赤表征激动、生气；面色苍白表征紧张、恐惧或身体不适；面色发青表征生气、愤怒和身体欠佳。

（二）面肌

面肌又称表情肌，受神经支配，人们通过表情肌的收缩与舒展发现表情的变化，不同表情肌的舒缩表达着人们内心的意志与情感，而且是自然流露的。人体可以通过面部几十块肌肉表现上百种表情，面部任何一种表情都是由面部肌肉整体功能所致，不同的面部肌肉又具有表达不同情感的特殊功能。例如，喜笑颜开展现的是心情愉快，满脸堆笑展现的是阿谀奉承、讨好巴结或者有求于人，咬牙切齿展现的是仇恨和忍耐等。

（三）眉毛

眉毛的变化对眼神是一种非常必要的补充和配合。在整个面部的表情中，我们很难把眉毛和眼睛分开进行分析。我国古人就很重视眉毛的作用，认为眉毛不仅可以表意，眉毛的形态还是美丑的标志之一。男人讲究"卧蚕眉"，女人讲究"柳叶眉"，年轻人要长得"眉清目秀"，长者要"慈眉善目"。

在人与人的沟通中，眉毛的变化虽然不如眼神直接和明显，但依然可以看出对方的心思。美国人类学家雷·勒·伯德惠斯笃尔博士在积累了大量体态语言的资料后，总结出眉毛可做23种动作，心情坦然时眉心舒展、内心焦虑时眉头紧锁、有疑问时单眉上扬、恐惧时眉毛上耸、生气不悦时眉毛下拉、焦虑烦躁时眉毛并拢、心虚愧疚时颔首低眉、愤怒不快时扬眉立目等。

（四）目光

目光，即眼神，是运用眼睛的神态来表达感情、传递信息的，眼神传递出来的是一种最真切的语言，无声无息却又超越有声的语言。目光比其他体态信号更复杂、更深刻、更真实、更富表现力。

1. 目光的作用

（1）表达情感　目光可以准确、真实地表达人们内心极其微妙和细致的情感。沟通双方还可根据对方的目光判断其对谈话主题和内容是否感兴趣、对自己的观点和看法是否赞同，并适当进行调控。如沟通双方深切注视的目光表示崇敬之意，怒目圆睁的目光表示仇恨之切，而回避闪烁的目光则多表示胆怯之心等。与人交谈如始终保持目光接触，表示对对方很尊敬、对话题感兴趣；左顾右盼，不定，应及时调整谈话的内容或方式。不注视对方，表示藐视、不感兴趣或心不在焉。

（2）显示关系　目光不仅能显示人际关系的亲疏程度，还可以显示人际间支配与被支配的地位，地位高者注视地位低者的时间相对长于地位低者注视地位高者的时间。一般情况下，亲朋好友之间习惯用目光交流会意，而陌生人之间目光接触时间相对短暂。

2. 目光接触的部位 一般情况下，注视他人的部位不同，不仅说明自己的态度不同，也说明双方关系有所不同。目光的位置不同也会产生不同的意义。一般可分为公务凝视、社交凝视和亲密凝视（表11-1）。

表11-1 目光注视的分类

类别	目光注视部位	适用范围
公务凝视	对方双眼或双眼与额头之间的三角区域	表示严肃认真、事关重大，适用于公务洽谈、磋商、谈判等严肃的场合
社交凝视	对方唇心到双眼之间的三角区域	营造一种温馨、融洽的氛围，是各种社交场合使用的注视方式，也适用于医务人员与患者之间的目光交流
亲密凝视	对方双眼到胸之间，或双眼到腿部之间	表示双方亲密友善的关系，主要适用于恋人、亲人之间

3. 目光接触的角度 一般来说，仰视表示尊敬、敬畏和期待；平视表示理性、平等、无畏；俯视表示轻视、歧视对方，也用于长辈对于晚辈表示爱护与宽容，有时也表示自信和权威。在人际交往中，要注意目光接触的角度，最理想的护患交流是双方的目光以平时为主，这样可以体现一种平等关系，也能表现出护理人员对患者的尊重。在沟通过程中，护士可根据患者所处的位置和高度，灵活调整自己与患者的目光，保持双方的平视，如与卧床患者交谈时，护士身体适当前倾，降低身高，也可以选择坐姿。

4. 目光停留的时间 目光接触的次数与每次接触停留的时间，是沟通的重要指标，停留时间过长或过短都会引起不良后果。一般情况下，护患沟通过程中，护士与患者目光接触的时间应占全部谈话的30%~60%，超过这一平均值者，可以认为是对谈话者很感兴趣，也可以表示对对方有敌意，低于平均值，可以认为对谈话内容和谈话者均不怎么感兴趣。若对方是异性，双目连续对视不宜超过10秒，目不转睛地长时间注视是失礼的行为。

知识链接

美国沟通培训专家Decker认为，目光交流不仅仅是目光接触，也不是一闪而过地扫一眼，不同沟通对象有不同的目光交流要求。沟通中强调的是目光交流的时间和眼神要求，在两人沟通时，正常的目光交流时间应该是5~15秒；但与群体中的个人进行目光交流时，时间应该是4~5秒。

5. 目光的变化 在眼神的交流中，眼睑的开合程度、瞳孔的变化、眼球的转动都反映着人们的内心世界。例如，张大双眼表示愤怒、惊愕；瞪圆双眼表示疑惑、不满。眼睑眨动过快表示活跃、思索；过慢则表示轻蔑、厌恶。有时眨眼还表示调皮或不解。瞳孔若突然变大，表示惊奇、喜悦、感兴趣，若突然缩小，即无所谓。双目无神时，表示伤感、厌恶、毫无兴趣。若眼球反复转动，表示在思考问题。若眼睛悄然挤动，则表示向人暗示。

6. 目光的方式 在社交场合注视他人可以有多种方式，直接注视交往对象表示认真、尊重；凝视表示专注、恭敬；盯视表示出神或挑衅，故不宜多用；虚视表示胆怯、疑虑、疲乏、走神、无聊；扫视表示好奇、吃惊，不可多用，对异性尤其应禁用；睨视表示怀疑、轻视；环视表示认真，适用于同时与多人打交道，表示自己"一视同仁"；他视表示胆怯、害羞、心虚、生气、无聊或没兴趣，这种方式给人一种不友好的感觉，甚至会被理解为厌烦、拒绝。

（五）微笑

微笑被称为世界通用语，是心理健康、精神愉快的标志。在人际交往中，微笑是一种最常用、最有吸引力的面部表情，是礼貌的象征。

1. 微笑的作用

（1）表达情感　在护理工作中，护士的微笑能使患者感受到友善和关心，能帮助患者树立战胜疾病的信心。

（2）沟通关系　护士的微笑可以迅速缩短护患之间的心理距离，缓解患者的紧张和不安的心理状态，同时也能赢得患者的信任和支持。护士发自内心的微笑也可以化解护患之间的矛盾，改善护患关系。

（3）优化形象　微笑有助于美化护士的形象，也能陶冶护士的情操，可以帮助护士树立仁爱、圣洁、美好的白衣天使的形象。

2. 微笑的要求　护士的微笑是美的象征，真诚、自然、适度、适宜是护士微笑的基本要求。①真诚，护士的微笑一定是要发自内心的，真诚的微笑能体现对患者的理解、同情、关心等真挚情感；②自然，护士微笑应该是心情、语言、神情与笑容的和谐统一，使沟通在轻松的氛围中展开；③适度，护士的笑应该适中，大笑或尴尬的笑容都能给人以虚伪的感觉；④适宜，护士的微笑需要与不同的工作场合、环境、患者的心情相适宜（图 11-2）。

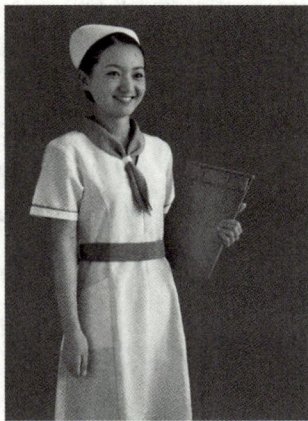

图 11-2　护士工作时的微笑

知识链接

世界微笑日

世界微笑日为每年的 5 月 8 日，是由世界精神卫生组织确立的唯一一个庆祝人类行为表情的节日。1948 年，国际红十字会规定将国际红十字会创始人亨利·杜南的生日 5 月 8 日定为"世界微笑日"，希望通过微笑促进人类身心健康，同时在人与人之间传递愉悦与友善，增进社会和谐。

世界微笑日，人们嘴角上翘，用微笑对抗地心引力带来的面容衰老，也用微笑释放善意，与世界和睦相处。这一天变得特别温馨，在对别人的微笑中，也会看到世界对自己微笑起来。而当微笑成为每个人的习惯，我们就会在不知不觉中，改变了自己，也改变了世界。

三、体态及应用

体态是人举止的重要组成部分，在某种程度上也反映了一个人的精神面貌和身心状态。不言而喻，一个人的体态好似一面镜子，能反映出他的文化蕴涵、知识水准和道德修养。在护患交往过程中，良好的体态运用，也将拉近护患之间的情感，增进沟通的效果，在人际交往的过程中具有重要的意义。

（一）手势

手势又叫手姿，是指用手和手指的动作来传递信息的一种非语言沟通形式，是体态语言之一，手姿可以是静态的也可以是动态的。德国心理学家冯特曾指出，远古的时候，人们最初是用手势语表达意思，声音只用来表达感情。如招手致意、摆手拒绝、拍手称赞、拱手答谢、挥手告别、合手祈祷、举手称赞、握手问好、垂手听命、袖手旁观等。在护理工作中恰当地使用手势语，可以达到意想不到的作用，如当病室很喧哗时，护士可以对着患者用手指压嘴唇的手势，比用口语批评更有效果。同时，在不能用语言沟通的情况下，手势可以起到良好的沟通效果。

（二）首语

首语是靠头部的动作来表达信息的一种非语言沟通方式。常见的有点头、摇头、扭头、晃头等。

护士应认真观察，仔细分析患者的首语，从中判断患者所要表达的信息，尤其对儿童、老年或无法用语言和其他肢体语言沟通的特殊患者，有着很重要的辅助作用。

1. 点头 基本含义是统一或赞成，也可以表示问候、感谢、满意、表扬、尊敬等，也可以表示"是我""到我这儿来"等信息。

2. 摇头 基本含义是表示否定或不赞成，也可以表示"不能说""我不接受""我不懂"等信息。

3. 低头 表示不感兴趣或内心否认，不赞同。此外也含有内心胆怯、羞愧、内疚、焦虑的意味。

4. 头微侧 将头的一侧倾斜到另一侧，可以让人感受到被"关注"。头微侧面带微笑，表示"感兴趣"，头微侧目光直视，表示"怀疑"。

此外，头向前表示倾听、关注；头向后表示惊讶、退让、恐惧；头向上扬表示藐视；拍头表示懊悔等。

（三）身体姿态

良好的身体姿态会传递给对方被接纳和尊重的信息，有利于沟通的有效进行；相反，不良的姿态，传递给对方的则可能是抵触的、不尊重或是有歧义的信息。例如，沟通时侧转身体并斜视对方表示否定、轻蔑和厌恶；双臂在胸前交叉表示拒绝和自我防卫；如果沟通中一方身体后仰表示无所谓和轻慢；坐着跷二郎腿并抖动小腿，会给人一种很随意、无所谓、满不在乎的感觉。

护士与患者交谈的过程中要正确运用体态，才能更好地得到患者的尊重，更好地体现护士真诚的态度。与患者当面沟通时，与患者的距离不要太近也不要太远，保持适宜即可，太近容易引起患者紧张。直接面对面的方式患者也很容易有紧张情绪，推荐使用90°角的座位方式。对于卧床患者，不要站着与其进行沟通，最好能够坐在病床旁边，保持视线与患者病床同高的水平为好。

四、触摸及应用

触摸又称人体触摸，是指人与人之间的通过皮肤接触来表达情感和传递信息的一种非语言行为，俗称体触。触摸是一种很有效的沟通方法，常见的触摸方式有抚摸、握手、依偎、搀扶、拥抱等，体触所传递的信息往往是其他沟通形式所不能取代的。

在人际沟通过程中，双方在身体上相互接受的程度，是情感上相互接纳水平最有力的证明。人在身体接触时情感的体验最为深刻，友善的触摸不仅能使个体心情愉悦，还能传递各种信息，科学家帕斯曼等人通过严格的试验研究发现，人不仅对舒适的体触感到愉快，而且会对体触对象产生情感依恋。

在护患交往中，体触是一种有效的沟通方式，也是评估和诊断健康问题的重要手段。但是，体触也有负反应，有时因文化的差异，体触者与接受者对体触的理解并不一致。因此，在护理工作中要考虑患者的性别、年龄、文化背景等多种因素的影响。

（一）触摸的作用

1. 有助于儿童的生长发育 根据临床的观察，触摸可以促进儿童的生长发育、智力发育及良好性格的养成。如新生儿抚触，是一种通过接触新生儿皮肤，促进新生儿血液循环，加快新陈代谢，提高机体抵抗力，使宝宝情绪稳定、心情愉快。

2. 改善人际关系 沟通双方的触摸程度可以反映双方在情感上相互接纳的水平，有利于双方人际关系的建立。

3. 传递信息 触摸可以传递其他沟通方式无法传递的信息，如护士搀扶行走不便的患者，可以传递爱与支持；当患者（或产妇）剧痛时，护士紧握他的手，并不时为他擦汗，抚摸他的头发，可使患者（或产妇）产生安全感。

（二）触摸在护理工作中的应用

1. 给予心理支持　触摸可使患者感到轻松、舒适，同时传递对患者的关心、体贴、理解、支持和安慰等信息。当患者手术前、当家属被告知亲人病逝等感到害怕、无助、悲伤的时候，护士可握住对方的手，或将手轻轻地放在其肩膀或手臂处，表达对患者的关心和支持。

2. 健康评估　健康评估是护士进行护理活动的必备掌握技能，护士可通过触摸患者的相关部位来收集资料，了解患者病情。如护士触摸患者的腹部以了解腹痛的性质等；新入院的患者，护士通过护理体检为其测量体温、血压、脉搏；外伤患者，护士可以通过触摸肢体了解患者的骨折部位及程度。护士以职业性体触获得患者的基本信息，为护理工作提供依据。

3. 辅助治疗　当患者焦虑害怕时（如手术台上），护理人员握一握患者的手，表示"我在你身边，我在帮助你"，可使患者减少恐惧；同时，适当的触摸可以激发人的免疫系统，振奋人的精神，能缓和心动过速和心律不齐等症状，对人的身心健康起到辅助作用（图11-3）。

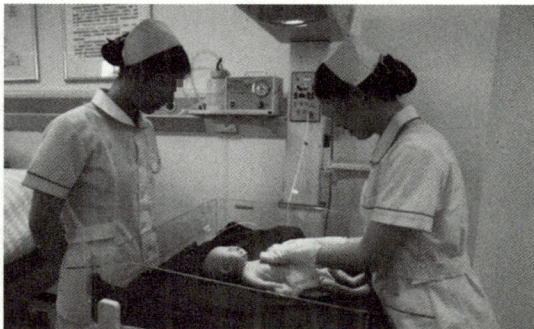

图 11-3　护士的触摸

知识链接

体触

科学研究表明，体触在人类的成长中起到了重要作用。常在亲人怀抱中的婴幼儿，能意识到同亲人紧密相连的安全感，因而啼哭少、睡眠好、体重增加快、抵抗力较强，学步、说话、智力发育也明显提前；相反，如果缺少或剥夺这种皮肤感觉上的"温饱"，让婴幼儿长期处于"皮肤饥饿"状态，则会引起婴幼儿食欲不振、智力迟缓以及行为异常，如咬手指、啃玩具、哭闹不安，甚至将头和身体乱碰乱撞。

（二）触摸的注意事项

触摸虽然有着积极的作用，但在护理工作中应保持谨慎，根据不同的情景合理使用。

1. 结合沟通情境及场合　如患者在伤心难过需要安慰时，护士握住患者的手可以传递支持和安慰的信息，同时，护士可以握住患者的双手或将手放在其手臂上，起镇定、安慰的作用。但如果患者在很激动或恐慌时，护士的触摸会让患者反感，起到相反的作用。只有采取与环境场合相一致的体触，才有可能得到积极的效果。

2. 注意区分不同的沟通对象　按照中国传统习惯，女性与女性之间的触摸比较容易取得好感。因此，女性护士与女性患者之间沟通时伴随轻轻的抚摸可以表示关切和亲密，效果较好。但对于异性患者则应保持谨慎态度，尤其是年龄相仿的异性之间。

3. 根据社会文化背景选择　社会文化背景不同，触摸的效果也会有很大区别。中国人经常会用摸头的动作表示对小朋友的喜爱，而在泰国，这样的动作会遭到孩子父母的斥责。因此，在与外国友人的交往中应考虑到巨大的文化差异，并尊重对方的文化传统习俗。

4. 注意对方的年龄及性别　年龄的不同，同样的触摸行为也会有相反的效果，护士抚摸幼小患儿的头、面部，可以起到消除紧张的效果，而如果抚摸年龄较大甚至是异性的患者头面部，则会引起其反感，需慎重。

5. 选择合理方式　要根据双方关系的亲疏选择合适的触摸方式，一般的社交场合，如双方第一次见面时，可礼节性地握一下手，而关系较亲密后则可以通过拍肩、拍背甚至拥抱等触摸方式，如关系更深一层，可将手在对方的身体上稍作停留。握手时的松紧程度也可表示双方关系的亲密程度，如双手紧握甚至拥抱，其亲密程度很深，往往表示强烈的情感。

总之，护士在选择体触方式时，沟通双方对体触形式所显示的信息应保持一致，避免选择比对方所期望的更具亲密性的形式，否则便会带来负面效应。

五、人际距离及应用

人际距离，是指人与人之间的空间距离，是人际关系密切程度的一个标志，是人际沟通必不可少的重要组成部分。

(一) 人际距离的作用

每个生命都如同一个独立国家，有自己的领土领空，生物学上叫"生物安全圈"，倘若异物侵入，就会感到警觉不安。我们每个人都需要与他人保持一个心理上所需要的最小空间，随身体移动而移动，这种个人需要的空间范围就称为"个人空间"。心理学家做过这样一个试验，在一个刚刚开门的大阅览室里，当里面只有一位读者时，心理学家就进去坐在读者的旁边，试验了80人次，最后没有一个人能忍受陌生人紧挨着自己坐下，这个试验说明人与人之间需要保持一定道德空间距离。在人际沟通中，个人空间体现对自己的保护和对他人的尊重，它向人提供了自由感、安全感和控制感，当此空间被侵犯，人的心理内环境的稳定状态遭到破坏时，就会让人感到不安、厌烦甚至愤怒。一般而言，这种个人空间，亚洲人比西方人要小。西方人与中国人交往中，常因彼此有意识地保持距离，而让人感觉不够友好。

人们总是按照彼此的关系密切程度来调节距离，并且通过调节人际距离来表明彼此关系的亲疏，关系越密切，距离越近，反之则越远。

(二) 人际距离的类型

美国心理学家爱德华·霍尔在其经典著作《无声的语言》和《隐蔽的一面》这两本经典著作中，为空间和距离的研究创造了"空间关系"这个术语。通过观察和访问，霍尔将人际沟通中的距离划分为四个层次：亲密距离、私人距离、社交距离、公众距离。人际交往的空间距离不是固定不变的，它具有一定的伸缩性，取决于交流双方的关系、社会地位、文化背景、性格特征、心境等。护患在交往过程中要正确把握人际距离，随着谈话内容或情绪的变化，保持彼此的个人空间不受侵扰，选择适宜的距离，产生最佳的沟通效果（表11-2）。

表11-2　人际距离的分类

种类	具体距离	适用范围	注意事项
亲密距离	0~45cm	知心朋友、父母与子女或夫妻之间关系。护理应用：测体温、脉搏、呼吸、血压，口腔护理、皮肤护理等	1. 只有感情非常亲密的双方才允许进入此距离 2. 护士运用此距离时，应向患者做好解释，以取得理解和配合

续表

种类	具体距离	适用范围	注意事项
私人距离	45cm～1.2m	适用于亲朋好友、同事、医务人员与患者交谈时的距离	1. 说话的声音应柔和、亲切，音量不宜过高 2. 户外交谈时声音可提高 3. 此距离是护患交流的理想距离
社交距离	1.2～3.5m	适用于交流双方并不很熟悉时，或是正式社交和公务活动中常用的距离。医护人员讨论病案时常用	1. 说话音量中等，以对方能听清楚为宜 2. 谈话内容不保密，注意目光的接触
公共距离	3.5m 以上	适用于做报告、演讲、授课等	1. 讲话声音要洪亮 2. 谈话内容不涉及个人隐私 3. 不适合个人交谈沟通

知识链接

若一个阿拉伯商人同一个英国商人谈话，阿拉伯人按照自己的民族习惯认为站得近些表示友好，英国人按照英国的习惯会往后退，因为他认为保持适当的距离才合适。就这样，阿拉伯人会不断往前挪，英国人会不断往后退。

不同的民族或种族的人在谈话时，对双方保持多大距离才合适有不同的看法。因此，了解并尊重对方的民族习惯是成功交流的关键。

六、副语言及应用

副语言是指人发出的类似语言的非语言符号，如哭声、笑声、呻吟声、叹息声等类语言，以及伴随语言而出现的语速、语气、语调、音量、音高等辅助语言。副语言在社会交往过程中，可以表达多种情感，如人在兴奋、激动时，说话的音量、音调会提高，语速会增快；而人在情绪低落时，说话则会有气无力，语速也会变慢，语调也会变得低沉。

（一）类语言

类语言是指有声音和特定意义的语言外符号，包括咳嗽、呻吟、叹息、哭泣、嬉笑、鼓掌声等。类语言能够表达人们的情绪，表明人们对待人或事的态度和心理状态，有胜似语言符号的功能，在传递信息、交流情感方面发挥重要作用。如爽朗的笑声是心情舒畅的表现，心情不好则会唉声叹气，掌声表示认同、支持，有意咳嗽则可能是一种暗示信号，在沟通中要注意这些声音的内在含义。掌握和了解类语言，有助于通过声音信息判读对方的情绪，及时给予回应，实现有效沟通。

（二）辅助语言

辅助语言是伴随语言而产生的语词信息之外的内容，它关注的不是语言本身，而是语言如何被说出来的。辅助语言包括语速、语调、语气、音量和发音等。

1. 语速 即说话时的速度。语速过快时，会让人感到紧张、有压力，难以抓住重点，更无法做出准确的回应；语速过慢，又会使听者感觉拖沓，失去耐心。因此，在说话时要注意语速的把握，使谈话富有节奏感，张弛有度。

2. 语调 即说话者声音的高低。就是把语言的轻重、停顿、高低进行搭配，有"抑扬顿挫"之感，谈话时的语调体现了一个人对语言的驾驭能力。人高兴时，语调往往上扬，悲伤时往往低沉。缺少语调的变化，语言就会平淡无味，缺乏感染力。同一句话，不同的语调也会表达不一样的意义，传递不同的情感，呈现出不同的情绪。

3. 语气　指在语言表达过程中的情绪表现，是将音调、语速、语调、停顿等进行协调处理，产生的整体效应，使语言表达的效果增强。护理人员在与患者沟通时，要注意说话的语气，切忌用命令式、惩罚式的语气或给人高高在上、漫不经心感觉的语气与患者进行交谈。

4. 音量　即说话时声音的大小。一个人说话时音量的大小与其个性、所处的环境、沟通的对象等有关。性格内向的人说话声音轻柔，而外向的人说话声音大而有力；与沟通对象距离的远近也对音量高低有不同程度的影响，距离越远，声音越大，反之，则越小。声音很大可能是说话者热情、自信，也可能是通过声音掩饰自身无力的观点，而轻柔的声音更多传递的是关怀、理解、同情和亲密，但有时也是胆怯和不自信的表现。在护理工作中，要注意音量不宜过大或过小，与患者进行交谈时，以能清晰传递信息为宜。

5. 发音　即吐字的清晰程度。发音是影响沟通的一个重要因素，如果发音不清晰则对方很难及时准确接收到信息，会导致沟通不畅。

护患沟通中，熟悉的掌握辅助语言，将有助于通过声音来判断患者的情绪，了解患者需求，以便及时做出反应，实施有效的沟通。

七、空间环境

空间环境是指人在交往时所处的位置及其空间变化来传递信息的一种无声语言。恰当应用空间环境，能调试人际关系，形成一个良好的交流氛围，从而便于人们之间的沟通和交流。

（一）交谈位置

人们对座位位置的选择可体现彼此之间的关系。交谈中，交谈位置的类型分为友好位置、社交位置、竞争位置和公共位置。

在图 11-4 中，方桌周围，甲、乙处于社交位置，体现一种诚挚友好的交谈氛围。相互间没有紧张感，行动方便，并有利于观察对方的肢体语言变化；适用于向领导汇报工作等情况。甲、戊处于友好位置，体现一种亲切信赖的氛围，体现彼此间亲密平等的关系，最有益于合作和便于沟通；适用于

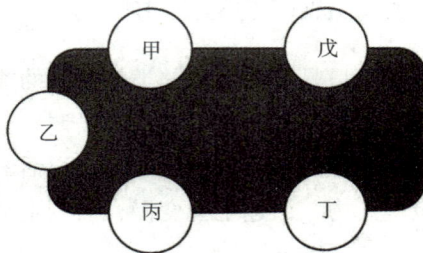

图 11-4　座位关系表达的界域语

谈心、征求意见、说服劝导等情况。甲、丙之间，处于竞争位置，形成一种防范性的竞争氛围；适用于谈判。甲、丁之间，为公共位置，两者之间互不相关，无须沟通。在公共场所往往会选择这种位置。

（二）物理环境

物理环境不仅影响人们的心情，也影响沟通的频率和效果，甚至传递出非常重要的信息。在整洁、优雅的环境中生活和工作，不仅让人感到舒适、愉悦，还会让人精神放松，有益于身心健康。护士要创造良好的医疗环境，以满足患者治疗康复的需求。

•••• 目标检测

答案解析

一、选择题

1. 关于非语言沟通的特点，不正确的是（　　）

　A. 应用范围广泛　　　　　B. 真实体现情感　　　　　C. 语义凸显情境性

　D. 沟通过程不连续　　　　E. 综合体现效果

2. 着装的 TPO 原则指的是时间、地点和（ ）

    A. 合体   B. 和谐   C. 目的

    D. 时尚   E. 讲求搭配

3. 以下内容不属于非语言沟通形式的是（ ）

    A. 表情   B. 体态   C. 人际距离

    D. 沉默   E. 仪容仪表

4. 护士着装原则要求护士穿着护士服必须保持整洁、干净以及（ ）

    A. 不缺扣   B. 内衣外露   C. 宽松肥大

    D. 袜口外露   E. 佩戴首饰

5. 人的面色，不仅反映健康状况，也是心理状态的展现。如面色绯红表示害羞、激动和（ ）

    A. 恐惧   B. 愤怒   C. 紧张

    D. 兴奋   E. 生气

6. 一般情况下，与他人沟通时不宜注视对方的头顶和大腿，对异性而言，尤其不应注视其胸部、裆部、腿部和（ ）

    A. 臀部   B. 肩部   C. 嘴巴

    D. 眼睛   E. 手臂

7. 目光接触的次数与每次接触停留的时间，是沟通的重要指标，一般情况下，视线接触对方面部的时间应占全部谈话时间的（ ）

    A. 10%～20%   B. 20%～30%   C. 30%～40%

    D. 40%～50%   E. 30%～60%

8. 在社交场合注视他人可以有多种方式，直接注视交往对象表示（ ）

    A. 认真、尊重   B. 出神或挑衅   C. 胆怯、疑虑

    D. 好奇、吃惊   E. 厌烦、拒绝

9. 医护人员与患者之间恰当的交谈距离是（ ）

    A. 不超过 0.5m   B. 0.5～1.2m   C. 1.2～3.5m

    D. 2m 以上   E. 3.5m 以上

10. 护士每天工作都需要穿上护士服，在服装的分类当中，护士服这类服装属于（ ）

    A. 礼服   B. 职业装   C. 时装

    D. 休闲装   E. 运动装

11. 甲、乙两人并排而坐，位置关系属于（ ）

    A. 友好位置   B. 公关位置   C. 竞争位置

    D. 公共位置   E. 私人位置

12. 为了保证沟通的效果，最为合理的注视角度是（ ）

    A. 俯视   B. 仰视   C. 平视

    D. 斜视   E. 眯视

13. 人们依据交际环境的不同，把身体距离分为四种，下列不属于这四个界限的是（ ）

    A. 亲密距离   B. 人际距离   C. 礼节距离

    D. 社交距离   E. 公共距离

14. 为营造亲切融洽的谈话氛围，护患交谈适合的目光凝视区域为（ ）

    A. 公事凝视   B. 社交凝视   C. 关注凝视

    D. 亲密凝视   E. 交叉凝视

15. 下列不属于非语言沟通的是（   ）

    A. 表情　　　　　　　　B. 手势　　　　　　　　C. 眼神

    D. 服饰　　　　　　　　E. 文字

二、思考题

1. 护士着装的 TPO 原则是什么？

2. 护士为患者进行血压测量时应注意哪些事项？

3. 在临床护理工作中，使用触摸应注意哪些事项？

书网融合……

| 重点小结 | 微课 | 习题 |

第十二章 护理工作中的关系沟通与冲突

PPT

PPT

学习目标

知识目标：通过本章的学习，掌握护患关系的性质、特征、基本模式及内容，护患关系、医护关系、护际关系沟通的策略，常见护理人际冲突的处理方式。

能力目标：具备构建和谐护理人际关系和应对护理工作中人际冲突的能力。

素质目标：培养临床思维，提升护理职业素养。

孟子曰："爱人者，人恒爱之；敬人者，人恒敬之。"在护理工作中，护士不仅需要掌握精湛的技能、扎实的知识，更需要具备仁爱精神和沟通技巧才能在工作中与不同人群建立良好的人际关系。构建团结、和谐的人际关系是护士的主要工作内容之一。良好的人际关系能够增强护士的职业归属感，激发工作热情，有益于工作质量的提高，有益于护士的身心健康，更有益于医疗队伍的稳定和医疗事业的长远发展。近年来我国护理教育、护理服务、护理管理、护理科研中愈发关注对护士沟通能力的培养，以及应对护理人际纠纷的对策研究。护士作为护理人际关系的主体，需要多学习、多实践、多反思，同时也要主动一点、耐心一点、宽容一点，协调工作中多层次的人际关系，做患者生命中黑暗时刻的一盏明灯。

第一节　护士与患者的沟通

情境导入

情境：护士小李为 4 床张阿姨输液，结果穿刺失败了，小李急忙向张阿姨道歉，并找来同事小吴为张阿姨成功穿刺。第二天还是小李治疗班，她刚推着治疗车进入病房，就听见张阿姨和家属说不想让小李给自己输液了。

学习本节内容，请同学们完成以下任务：

1. 如果你是小李你会怎么做？
2. 你知道影响小李与张阿姨建立良好护患关系的原因吗？

护患关系是指在特定条件下，护士通过医疗、护理等活动与患者建立起来的一种特殊的人际关系。护患关系是医疗活动中最重要的人际关系类型之一，良好的护患关系是顺利开展护理工作的前提和保障。由于人的社会属性决定了需要医疗帮助的个体不是独立存在的，其亲属、朋友等均可能参与到医疗护理决策和实施中。因此，护患关系有广义和狭义之分。广义的护患关系是指护士与服务对象及所有与其有关的人员之间所形成的人际关系，包括护士与患者、家属、朋友等之间所形成的关系。狭义的护患关系是护士与患者之间在特定的环境及时间段内互动所形成的一种具有时限性的特殊的人际关系。

一、护患关系的性质与特征

护患关系由于沟通双方的角色、沟通环境及沟通目的特殊而有别于一般的人际关系。护患关系的实质是帮助与被帮助的关系，此关系因患者有无护理需求而建立和结束。与其他人际关系比较具有独特的性质和特征。

（一）护患关系的性质

1. 技术性关系   是护患双方基于护理人员为患者实施专业的身心照护活动而建立起来的行为关系。在这种技术关系中，护士应用护理知识和技能与患者建立联系，患者由于病情需要配合、参与或完全依赖于护士的照顾。护士的工作即提供专业的护理技术服务，患者的需要即接受护理照护，离开了身体或心理的技术性照护，护患关系即终止。技术性关系是护患关系的基础，是维系护患关系的纽带。

2. 非技术性关系   是护患双方由于社会、心理、教育等多种因素的影响，在实施医疗技术过程中所形成的道德、利益、法律、价值等多种内容的关系。护患之间的非技术性关系对护理工作的效果影响很大，在临床工作中护患双方都应遵循道德要求，约束自己，尊重对方，以保证技术性关系的顺利开展。非技术性关系是护患关系最本质、最重要的方面，其中道德关系又是非技术关系中最重要的因素。

（二）护患关系的特征

1. 护患关系是帮助系统与被帮助系统的关系   在医疗护理服务过程中存在两个系统，即帮助系统（医护系统）和被帮助系统（患者系统）。帮助系统包括医生、护士、辅诊人员及其他部门医务人员，其作用是利用各自专业技术为患者服务，履行帮助职责，是提供帮助者。被帮助系统包括患者、患者家属、亲朋好友及同事等，是需要得到帮助，需要医护系统满足其需求的人。帮助与被帮助系统之间的关系，不是简单的护士与患者之间的关系，而是代表了两个系统之间的关系。因此，两个系统中任何一方的态度、情绪都会影响护理工作质量和护患关系。

2. 护患关系是一种专业性的互动关系   护患关系是以解决患者生理、心理、社会等方面的健康需求为主要目的的一种专业性的互动关系，这种关系中的所有活动都是以专业活动为中心，双方的互动往来也表现为两个系统之间的多元性互动关系。因此，护患双方的文化背景、生活经历、心理特征、教育程度、健康认知等均会影响双方的感觉和期待，从而影响彼此间的沟通和护理效果。

3. 护患关系是一种治疗性的工作关系   护士的职业行为是治疗性护患关系的特征性体现。在这样的特殊关系中，护士应注意自身的言行要体现职业素养，要有目标，要认真严谨。遵循生命至上的原则，这种治疗性的工作关系要求护患双方都要履行自身的责任和义务，在医疗护理活动中相互配合，以促进患者身心康复为共同目标。因此，此治疗性的工作关系还带有强制性。

4. 护士是护患关系后果的主要责任者   护士在护理服务活动中处于主导作用，患者则需要积极参与、配合或服从护士的安排。由于护士的主导地位，决定了其在护患关系中承担了主要的责任。良好的护患关系往往是护士发挥了自身的专业技能和沟通技巧，而不良的护患关系则通常是护士无法达到满足患者需要，并且没有积极应对的结果。所以，护士是护患关系是否向积极的方向发展的主要责任者。

5. 护患关系的实质是满足患者的需要   因为患者有获得护理服务的需求，护士为其提供护理照护，双方从而建立起护患关系。所以，这种需求的满足是护患关系存在的实质。

二、护患关系的基本模式与内容

护患关系是护理人际关系的核心，根据美国学者萨斯和荷伦德的观点，将护患关系划分三种基本模式：主动 - 被动型、指导 - 合作型和共同参与型。

（一）主动－被动型

主动－被动型又叫支配服从型模式，是最古老的护患关系模式，主要受传统医学模式的影响，将患者看作简单的生物体，忽视人的心理、社会属性，医生只是着眼于治疗疾病，而护士只是生硬的完成操作。

这一模式的特征是"护士为患者做治疗"，模式关系的原型是母亲与婴儿的关系。在护理活动中，护士在知识的掌握方面和护理活动的实施方面均占据主动地位，所以其是"保护者"的形象，患者则处于服从和接受的被动地位。

这种模式适用于某些难于表达主观意愿、不能与护士进行沟通交流的患者，如神志不清、昏迷休克、严重创伤、婴幼儿、精神病等。这种模式中，护士有着很高的权威性，而患者的主动性被忽略，没有患者的主动配合，严重影响护理工作质量。

（二）指导－合作型

这是目前护患关系的主要模式，此模式认为患者是具有生物、心理、社会属性的有机整体。

此模式的特征是"护士告诉患者应做什么和怎么做"，模式关系的原型是母亲与儿童的关系。护士决定护理方案和措施，对患者进行健康教育和指导，护士是"指导者"的角色，患者是"满足护士需要"的被动配合地位。这种模式适用于病情较重，但神志清醒可配合的患者，如急性病患者和外伤术后恢复期的患者。在此模式中护士的权威性仍然是决定性的，患者需要配合执行护士的要求。

（三）共同参与型

这是一种新型的、平等的、双向的护患关系模式。

这一模式的特征是"护士积极协助患者进行自我护理"，模式关系的原型是成人与成人的关系。在此模式关系中，护患双方具有平等权利，以平等合作为基础，共同参与护理措施的决策与实施。护士常以"同盟者"的形象出现，为患者提供护理建议，患者则主动配合和参与护理活动，双方共同分担风险，共享护理成果。

此模式适用于慢性疾病且具有一定文化知识水平的患者，首先患者具有能够参与医疗护理活动的文化素养，愿意并且有充足的时间与护士一同参与到自己的治疗和护理。如一位骨折康复期的患者，是一位教师，他与护士共同制订每日康复训练计划等。这种模式的护患关系充分尊重患者人格、调动患者积极性，也更有利于患者的病情，是目前最理想的一种护患关系模式。

在护理工作中，三种护患关系模式从来都不是固定不变的，护士应根据患者的具体情况与其建立不同的护患关系模式。随着患者病情的变化，护患关系可以由一种模式转向另一种模式。例如，对于休克患者，最初只能是建立"主动－被动型"的关系模式；随着患者病情的好转和意识的恢复，就可以逐渐转为"指导－合作型模式"；进入康复期且具有一定文化知识的患者就可以建立"共同参与型"关系模式。

三、护患关系的影响因素

护患关系作为一种特殊的工作性人际关系，势必受到多方面因素的影响。这些影响因素可能来自护士、患者或医疗环境等方面。深刻分析护患关系的影响因素，在工作中及时给予干预，则有利于建立和谐的护患关系。

（一）信任危机

信任是建立良好护患关系的前提和基础，护士诚恳的工作态度、扎实的专业知识、娴熟的护理技能等是获得患者信任的重要因素。护士在与患者的沟通中应做到言而有信、尊重和保护患者隐私，提高护理技能水平，以获得患者的信任。患者也应将自己的真实病情和感受告知护士，以获得护士的信任。

（二）角色模糊

角色模糊是指护患双方对各自的角色不明确或理解不正确时表现出的状态。在现代护理模式下，护士的角色功能是多重的，可以是生活的照护者，护理措施的计划者、决策者和执行者，病区的管理者、协调者等。护士对自身多元化的角色功能缺乏清醒认识，就不能积极主动为患者提供帮助，甚至对患者合理的要求都视而不见；另一方面，患者如果不能够认识到自身角色对应的正确行为，就会出现其行为表现与角色特征不符，进而无法配合治疗和护理。护士或患者任何一方的角色模糊都可能导致护患矛盾冲突的发生。

（三）责任不明

角色模糊与责任不明往往相互关联。护士应明确自身在工作中有维护患者安全、为其提供专业护理照护，促进患者身心健康的责任；患者应明确自身有遵守医院规章制度、配合护理措施实施等方面的责任。在不同的护患关系模式中，护患双方应结合实际明确各自的责任，患者是自身健康的第一责任人，护士是努力帮助患者恢复健康的责任人。

（四）理解差异

理解差异的产生与护患双方受教育程度、角色功能、患者病情等方面因素有关。如护士使用医学专业术语可能导致有些患者无法理解信息的含义；患者使用方言可能导致护士无法准确收集信息；护士从医学的角度能够认识到某些疾病无法痊愈的合理性，而患者则可能无法理解。护士作为护患关系后果的主要责任人应认识到与患者在哪些方面容易产生理解差异，进而采取恰当适度的解释、共情、列举实例等方法增进患者理解；同时也应尽量换位思考，给予患者更多理解。

（五）权益影响

受当前国情影响，我国仍然处于护患比例失衡的现状，患者的经济支出与所获得的医疗和护理服务有时不成正比，就医环境不理想等，使患者获得高质量护理服务的权益不能完全得到满足。另外，护士由于工作压力过大，身心疲惫，获得休息、学习、待遇提升等方面的权益不能完全得到满足。护患双方的切身权益受到影响时，容易导致双方不能站在对方的角度考虑问题产生矛盾。

四、护士在促进护患关系中的作用

护士是建立和谐护患关系的主导力量，应以积极的态度、扎实的知识、娴熟的技术主动与患者建立相互信任的有效沟通，明确护患角色与权益，运用沟通艺术传递人文关怀。

（一）护士要主动与患者建立相互信任的有效沟通

护士应运用沟通技巧主动认识患者并介绍自己，注重给患者留下良好的第一印象。在日常的护理服务过程中用爱心、耐心、细心、责任心使患者感到友好、安全，营造一种支持性的气氛，取得患者的信任。运用沟通技巧在护患关系建立和发展的每个阶段准确传递信息，同时也能够从患者处获得全面的信息，以达到双方之间构建有效的沟通交流。

（二）护士要发挥明确护患角色与权益的作用

护士应准确认识自身在护患关系中的角色特点及正当权益，认真履行职责，塑造良好的职业形象，发挥主导角色的作用。另外，也应积极主动地了解患者的病情、家庭情况、性格特点等，帮助患者适应其"新角色"，消除不安心理，明确告知其权益。

（三）护士要运用沟通艺术传递人文关怀

南丁格尔曾说："护理使千差万别的患者都能达到治疗康复的最佳身心状态，这本身就是一项最精致的艺术。"护理工作的艺术性也体现在与患者的沟通交流中，护士的语言和非语言沟通行为随时传递着护理工作的温度。护士要做到"主动换位、主动警觉、主动沟通、主动介入、主动关爱"，要建立以人为本的服务思想，从患者角度出发，尽可能地为其提供满意的医疗服务；要对患者进行人性化关怀，提供个性化服务，千方百计让患者满意。

知识链接

南丁格尔誓言

终身纯洁，忠贞职守。

勿为有损之事，勿取服或故用有害之药。

尽力提高护理之标准，慎守患者家务及秘密。

竭诚协助医生之诊治，务谋病者之福利。

谨誓！

第二节　护士与患者家属的沟通

情境导入

情境：护士小美和同事小周进行床旁交接班，2床李大爷自述背部和臀部疼痛，小美看了看患者家属说："麻烦你给患者翻个身我看看"，同事见状马上阻止说："不用，不用，还是我们来为李大爷翻身吧"，于是示意小美和自己一起为患者翻身检查。从病房出来，小美很不解的问小周为什么不让家属帮忙。

学习本节内容，请同学们完成以下任务：

1. 你知道小周不让家属为患者翻身的原因吗？
2. 小美错在哪里呢？
2. 行为礼仪中应注意哪些问题？

护士在工作中需要与多个群体建立人际关系，其中与患者家属的关系最容易被忽视。但是，护理实践证明，患者家属在增进患者康复中发挥着积极的作用。护士与患者家属能否建立良好的沟通直接影响医疗效果。特别是遇到一些特殊的患者时，如急重病患者、婴幼儿、高龄患者、精神病患者等，家属提供病情信息可以帮助医护人员快速诊断和给予对症措施。另外，患者家属还可以协同护士做好心理护理，给予患者最需要的心理支持。所以，护士与患者家属保持积极的沟通有着重要的意义，这是对护患关系的一种补充。

一、患者家属的角色特征

疾病往往会重创一个家庭的所有成员，患者饱受病痛折磨的同时，其家人也承受着巨大的身心压力。家属需要承担更多的责任和义务，改变自己的生活方式，甚至舍弃自身的利益去照料亲人。此时，患者家属在家庭中的角色有很大变化。

（一）患者原有家庭角色功能的替代者

成年患者在家庭中的角色是相对固定的，其所承担的责任和义务是家庭生活稳定的重要因素。患者一旦生病便不能承担原有的家庭角色，而必须由其他家庭成员替代或分担原有角色功能。因此，患者家属需要尽快承担起患者的家庭角色，以消除患者的心理压力，解除其后顾之忧，使其安心接受治疗。

（二）患者病痛的共同承受者

疾病不仅给患者带来痛苦，也使患者家属的身心备受折磨，尤其是那些病情危重或身患绝症患者的家属。临床上，基于医疗保护的目的，对于心理承受能力较差的患者，医护人员常常采取"越过式沟通"方式，将患者的病情和预后信息先告诉家属而不是患者本人。这样使得家属往往最先承受精神上的打击，并且必须抑制内心的痛苦不表露出来，在患者面前强装笑容，自身则承受着巨大的心理压力。

（三）患者心理的支持者

家人的守护和支持是患者心理强大的源泉。患者生病后容易产生焦虑、恐惧、悲观等心理问题，需要亲人的支持和安慰，使患者感到不恐惧、不孤单。家属是患者最亲近的人，是其能够信赖和依赖的人，也是能够理解患者情感的人。患者的心理症结往往只有家属才能解开，护士是无法代替家属的。因此，家属的心理支持是患者情绪稳定、内心坚强的重要因素。

（四）患者治疗护理过程的参与者

受到病情的影响，很多患者无法配合治疗和护理工作，就需要家属的参与和配合。如危重、婴幼儿或精神病患者，就需要患者家属积极参与和配合护理工作。紧急状况下家属提供的病情资料可以帮助医护人员快速做出正确的病情判断。另外，家属在患者住院期间及出院后都将承担繁重的照料工作。家属往往会参与护理计划制订、护理措施实施，以及患者日常生活的护理。因此，家属是帮助患者恢复健康的重要助手和支持者，护士应重视家属在患者恢复健康中的重要作用，与家属并肩作战，共同为患者提供高质量的护理。

二、护士与患者家属关系的影响因素

患者家属是患者最亲近的人，是患者病痛的间接承受者，是患者心理的支持者、生活的照护者，患者家属参与了患者的治疗和护理全过程。护士执行治疗、护理、费用管理等方面工作时需与患者家属经常接触，构建和谐的协作关系就需要了解影响护士与患者家属关系的因素。根据临床实际，护士与患者家属关系的影响因素主要有以下几个方面。

（一）角色期望冲突

患者家属在陪伴患者的过程中身心承受着巨大的压力，他们迫切的期望痛苦和烦恼快些过去，从而将希望寄予医护人员身上。患者家属期望护士每时每刻都能热情、耐心、细心，有责任心，有爱心，随叫随到，有求必应，技术精湛，护理效果显著。然而，事实上护理人员紧缺的现状导致护士有时无法达到患者和家属满意，如照顾不周、有所疏漏、操作失败、情绪管理不当等。当护士的某些职业行为不能满足患者家属期望时，就容易导致护士与患者家属之间产生矛盾冲突。

（二）角色责任模糊

在护理工作过程中，护士与患者家属需要相互配合完成对患者身体和心理的照护，并且双方应明确自己的角色责任，相互尊重和理解，当双方存在混淆角色责任时，则容易出现相互埋怨、相互不满，甚至造成不良后果。如一些患者家属认为就医花费了很多钱，就应该得到理想的服务，医务人员应该承担照顾患者的全部责任，所有的治疗、护理和生活照料都不应牵扯家属的精力，家属可以是旁观者和监督者，当护士要求家属配合或协助时，便会产生不满情绪。另一方面，实际护理工作中，很多患者家属会积极参与生活护理，甚至主动帮助护士做一些工作来减轻护士的工作压力。久而久之，一部分护士认为患者家属的帮助是理所应当的，甚至将本应护士完成的操作交给患者家属。如测体温时把体温计递给家属，留取标本后交给家属送去检验科，让家属独自带患者进行检查，让家属自己换药，夜班不巡视病房让家属有事向自己汇报等，这些角色责任模糊的真实案例都会引起护士与患者家属之间的矛盾。

（三）角色理解欠缺

护士与患者家属之间缺乏相互理解，很容易产生矛盾冲突。我国是人口大国，医疗压力也相应较大，多年来处于临床护士紧缺的状态，护士长期处于超负荷工作状态，同时受专业权利约束，医生和护士有明确的责任分工，护士不可能为患者解决所有问题。然而，一些患者家属缺乏对护理工作的了解，不理解护士工作的难处，缺乏对护士的尊重，对护理工作不满意时就会埋怨、指责甚至殴打护士。另一方面，由于护士在护患关系中的权威性帮助者地位，增强了其优越感，面对患者出现情感麻木、不能换位思考，甚至嫌弃厌烦的情绪。

三、护士在促进与患者家属关系中的作用

护士与患者家属建立相互信任的合作关系有利于护理措施的顺利实施，有利于患者获得更多的支持。护士在促进与患者家属关系中的作用如下。

（一）给予患者家属尊重和理解

面对陌生的就医环境和患者未知的病情变化，患者家属往往会感到无助和不知所措。此时，护士要热情接待和安置患者，主动询问是否需要帮助，耐心解答家属的问题，使患者家属感觉到被尊重、被接纳，从而对护士产生信任。当患者家属提出专业性问题或医疗费用等问题时，护士应理解家属并耐心的给予解释，无论贫富都一视同仁给予尊重。

（二）帮助患者家属参与治疗和护理过程

面对患病的亲人，患者家属有时会感到不知道哪些事自己可以做，哪些事不可以做。护士可以根据患者的病情、家属的文化水平、动手能力等帮助患者家属参与治疗和护理过程。患者家属的积极参与可以避免患者感到孤独无助，也可适度满足患者家属照顾亲人的心愿。

（三）给予患者家属心理支持

护士要理解、安慰、鼓励患者家属，帮助其树立战胜疾病的信心，同时也要认真讲解疾病相关知识，使患者家属心中有数，能够接受可能出现的治疗结果。事实上，为减轻患者的心理负担，患者家属需要承担更多来自生活模式改变、经济支出增加、难以接受的治疗结果等多方面压力，可谓身心俱疲。护士给予其言语的开导和鼓励，可使其感受到来自医务人员的支持，有利于疏导焦虑、无助的情绪。

总之，与患者家属的关系沟通对护士顺利开展工作和促进患者康复都有着重要意义。由于护士与患者家属有着希望患者恢复健康的期望和目标，双方相同的努力方向是建立良好人际关系的基础。

第三节　护士与医院其他工作人员的关系沟通

情境导入

情境：护士小胡和张医生一起值夜班，深夜23：40 3 床张大爷家属急匆匆的来到护士站，小胡询问得知是张大爷伤口疼痛想要打一针止痛针。小胡马上去敲医生值班室的门，张医生没有开门，口头嘱咐小胡给患者打一针曲马朵。小胡坚持让张医生下书面医嘱再执行。

学习本节内容，请同学们完成以下任务：

1. 你认为护士小胡的做法对吗？
2. 小胡与医生沟通的策略是什么？

护理工作中为保证工作的顺利进行护士不仅要与患者、患者家属建立良好的人际关系，还需要与医生、护士、药剂师、后勤服务等人员建立沟通，相互配合。其中，与医生及护士、护士长之间接触更多，建立融洽的工作关系也尤为重要。护士只有与所有相关工作人员建立积极的人际关系，才能为患者提供优质高效的护理服务，提高医疗质量和护理质量，更好地发挥自己的角色功能。

一、医护关系

医护关系是指医生与护士之间的关系，是指医生和护士两种不同职业的人们在实施治疗和护理活动中建立起来的相互合作的关系。医护关系是护理人际关系中重要的组成部分，这种关系的实质是一种事务性的合作关系。良好的医护关系是确保医疗护理质量的重要环节，是促进和维护患者健康的重要保障。

（一）医护关系的模式

医护关系模式随着医疗及护理专业发展进程的变化，护理学科的内涵不断发展丰富而发生变化，经历了从属模式到合作模式的转变历程。

1. 主导－从属型模式　长期以来，由于受传统观念和生物医学模式的影响，医护关系的模式以医生为主导、护士从属为主。在护理学专业尚未形成独立学科之前，护士的工作模式主要是完全服从医生指令去执行医嘱，不能自主做任何决定。护士在此关系中类似依附于医生，因此缺少患者及社会的尊重和认可。这种没有决策权和自主权的工作状态制约了护士的独立性、创新性发展，形成了主导－从属型医护关系模式。

2. 并列－互补型模式　随着护理学的快速发展和人们健康意识的转变，护理学已成为独立学科且其二级学科亦在蓬勃发展。护理专业服务范围不断扩大，在维护和促进健康中与临床医疗专业同等重要，二者互补促进在治疗患者与预防保健过程中共同发挥着重要的作用。护士在工作中是医生的伙伴、合作者、监督者，其工作付出在诊疗过程中不可缺少，医护间虽有分工的不同，但始终需要相互配合和互补。二者之间不可替代，形成并列－互补型模式。

（二）医护之间的沟通策略

影响医护关系的主要因素有：角色心理差位、角色压力过重、角色理解欠缺、角色权利争议。护士可以通过有效的沟通策略，促进医护关系健康发展，减少和避免矛盾的发生。

1. 相互信任，精诚合作　医护之间相互信任、精诚合作是建立良好医护关系的基础，是促进患者康复的重要保证。医生的准确诊治与护士的优质护理相配合是取得最佳医疗效果的保证。医护双方应彼此理解对方的专业特点，认真严谨地开展工作，避免差错事故，敢于担当，这样才能建立相互信任，共同为实现患者康复而努力。

2. 加强沟通，增进了解　护理是一项精细的工作，并非人们印象中简单地打针、发药，伴随人们健康意识的增加，护理工作范畴也相应扩大，如收集患者资料、书写护理病历、制订标准护理计划、健康教育计划，进行心理护理、护患沟通等工作内容都需要得到医生的支持和理解。另外，医生的工作强度也很大，如诊断、治疗、手术、换药、会诊、科研、学习、研讨以及书写大量的病历材料等，需要护士的理解和帮助。医护双方可多多交流各自所做的工作，及时共享患者的病情信息、治疗或护理情况，经常换位思考，给予对方更多理解。

3. 相互尊重，相互支持　医生与护士的关系是平等的专业合作关系。医生和护士的工作只是分工不同，而没有高低贵贱之分。工作中双方要注意维护彼此的职业形象，谦虚有礼，不互相诋毁，不推卸责任，不互相拆台。护士要尊重医生的治疗决策，虚心向医生请教，认真执行医嘱，有疑问或建议要委婉地提出，不在患者或家属面前议论医生治疗措施的对错。医生也要尊重和理解护士的大量劳动付出，重视护士提供的病情信息及所提出的疑问，及时修正治疗方案，尊重护士的职业判断，不要有轻视护士的心理和行为倾向。

4. 坚持原则，互相监督　医疗和护理都是关乎患者生命健康的工作，医生和护士都应严格遵守职业底线，保证医疗和护理行为的安全性，对待患者一视同仁，维护各自的职业尊严。如护士要坚持非抢救情况下不执行口头医嘱的原则，医生应坚持公平对待每名患者的原则，不收取患者额外财物。医生和护士是医疗工作中合作最多的人，应该互相监督对方的医疗行为，以便及时发现和预防问题，最终减少医疗差错的发生。

二、护际关系

护际关系指护士与护士之间的相互关系，具有一定的多层次性和复杂性。良好的护际关系有利于营造团结和谐的工作氛围，提高护士的职业幸福感和归属感，更能提高护理工作效率。护际关系通常分为三类：上下级护际关系、同级护际关系、教学护际关系。护士的年龄、学历、资历、性格、工作角色等因素要求不同护际关系类型应采取不同的相处方式，处理不好护际关系易导致矛盾冲突。

（一）护际之间的关系

1. 上下级护际关系　包括护士与护士长、护士与医院其他护理管理者之间的关系。此关系中护士长和其他护理管理者具有地位上的权威和优势，看待事物的角度和立场与普通护士不同，有时双方会因为观念和职责的不同而难以平和相处。护士管理者希望护士能够在工作中投入更多精力，创造更多价值；能够服从上级管理，支持医院整体工作安排；希望护士兼顾家庭和工作。护士则希望护士长和其他护理管理者能够理解护士的辛苦，在薪酬待遇、学习晋升等方面给予护士更多机会。双方都应明确对方对自己的角色期望，努力实现对方期望的角色功能，营造和谐的护际关系。

2. 同级护际之间的关系

（1）不同资历护士之间的关系　在护理工作过程中，工作资历高的护士熟悉医院环境、工作流程，经验丰富且能够从容应对各类紧急情况，但往往墨守成规，难以胜任强体力工作；资历低的护士精力充沛、反应敏捷、动作迅速，但由于经验不足，存在工作风险。两者各有优势和不足，若看不到自身不足而放大对方不足，则容易造成沟通障碍，相互学习、相互鼓励、相互欣赏则有利于良好护际关系的建立。

（2）不同学历护士之间的关系　随着护理专业的快速发展，护士学历也在整体提升，一部分本科或研究生毕业的护士加入临床一线工作。高学历护士综合素质高，新知识、新技能的掌握优于低学历护士，但低学历护士工作态度更踏实，也更能够吃苦耐劳。学历高低不应成为干扰同事关系的障碍，如相互帮助，则都能有所进步，也可建立和谐的护际关系。

（3）不同任职形式护士之间的关系　公立医院存在护士不同的任职形式，有一些护士为国家在编人员，有一些护士是合同制聘用形式，还有一些护士是临时工。不同的任职形式导致护士的收入和待遇均有所不同，继而带来护士之间的地位差距，而影响平等相处。

3. 护士与实习生之间的关系　护士与实习护士既是师徒关系又是同行关系。护士希望实习护士勤快懂礼貌、积极主动、虚心学习、尊重带教老师；实习护士则希望带教老师医德高尚、业务熟练、耐心指导。但有的带教老师将带教看成额外负担，利用实习护士为自己做私人的事，对学生态度冷淡或过多的指责，造成学生对老师的反感，导致师生之间发生矛盾。也有一些实习护士不遵守实习规范，随意逃班、迟到、早退，不尊重带教护士，使双方无法关系紧张。

（二）建立良好护际关系沟通的原则与策略

1. 护际关系的原则

（1）相互尊重，团结协作　护际关系中护士与上级、同级和护生之间本质上都是同行，发生矛盾首先有损行业形象，同时也影响护理人员的工作热情，不利于个人和医院的发展。所以，各级护理人员都应该充分认识到相互尊重的重要性。另外，护理工作本身就不是一个人的舞台，只有大家团结合作，才能做好工作，患者才能获得最好的服务。

（2）相互帮助，奋发进取　职称、学历、资历、技术水平以及家庭环境、身体情况等方面对护际关系的发展是有一定影响的。护理人员之间应相互学习、相互帮助、取长补短、共同进步，善于结合临床工作思考护理创新，为护理事业的进步而奋斗。

（3）互相谅解，乐于奉献　护理工作守护的是鲜活的生命，任何疏忽和失误，都会给社会、患者和自己带来难以弥补的危害。所以，护理人员之间的关系如同战友一般，光荣的使命需要宽容的胸襟和无私的奉献去实现。所以，护士之间要分工合作、相互包容、互相支持、互相配合，共同完成护理工作。如尽职尽责完成自己的工作，不给同事增加负担，发现其他护士工作中的失误要积极给予补救，不斤斤计较，要宽以待人、乐于奉献。

2. 护际关系沟通的策略

（1）充分发挥护理管理者在协调相互关系中的核心作用　护理管理者是护理工作的组织者和指挥者，也是护际关系的协调者，是护士群体人际关系的核心。护理管理者需要掌握护理人员常见的人际矛盾原因，善于发现和解决萌芽状态中的护际冲突。另外，护理管理者应积极搭建护理人员沟通交流的平台，通过团建活动等方式增加护际向心力，促进和谐护际关系的形成。

（2）积极协调各方面可能存在较大差异的护士之间的关系　护士内部的沟通是以相互理解、尊重、友爱、帮助、协作为基本前提的。护士之间，要理解和掌握职能与职责的尺度，上级指挥、分配下级工作是职能，下级执行上级布置的工作是职责。年轻护士应尊重级别高、年长的护士，并虚心求教；年长护士要为人师表，善于学习，爱护和培养年轻护士。高学历护士应起到带领其他护士提升专业知识和学历的作用，护理管理者应一视同仁的对待不同聘用方式的护士，为其争取同等的福利待遇，创造公平、和谐的工作氛围。

第四节　人际冲突的原因与处理方式

> **情境导入**

　　情境：患者吴奶奶住在四人间病室，最近连续几个晚上她都没有睡好，因为新入院的隔壁床夏阿姨每晚都会小声播放佛教音乐。吴奶奶委婉地表达过自己因为音乐声无法入眠，可夏阿姨却认为音乐声能使人心情舒缓，吴奶奶气愤地和夏阿姨争吵了几句，又找到护士小丁要求调换病房。

　　学习本节内容，请同学们完成以下任务：

　　1. 你认为导致吴奶奶和夏阿姨之间产生冲突的原因是什么？

　　2. 出现人际冲突时可通过什么途径解决？

　　人际冲突是人际交往中的普遍现象，是指发生在人与人之间，由于个体之间的相互反应和看法存在差异而产生紧张状态。可分为：个人内在和人际间的冲突、团体内和团体间的冲突。护理工作中发生人际冲突必然会损害医院、护理人员及患者的利益，应加以重视。护理管理者应制定应对各类护理人际冲突的策略，加强培训护理人员预防人际冲突发生，分析冲突产生的原因，采取恰当的方法协调冲突各方关系，化解矛盾或减轻冲突产生的不良后果，积极应对和处理人际冲突。

一、产生人际冲突的原因

　　人际冲突是由于双方的立场、观点、需求、期望、利益等方面存在较大差异，且侵扰到对方而产生的结果。人际冲突对当事人的身心健康会造成干扰，还会影响正常的组织活动与秩序。常见的人际冲突原因如下。

（一）沟通不畅

　　沟通是人们分享信息、思想和情感的任何过程，沟通不畅是冲突产生的最常见原因，但并非所有冲突都是由不良沟通所引起的。人们在沟通交流过程中，可能会出现理解偏差、表达不清、信息传递不及时或不对称等问题，导致误解、矛盾和冲突的产生。

（二）文化差异

　　来自不同文化背景的人价值观、思维模式、行为方式等均有差异，相互之间容易出现不理解、不认同、不接收，甚至出现明显的排斥、反感和争执，导致冲突发生。文化差异对人的影响是根深蒂固的，其导致的人际冲突也最容易触碰群体底线。如中西方文化差异、南北文化差异、宗教信仰文化差异等都可能是导致个体间或群体间矛盾的因素。人们应学习和接受不同文化，客观看待文化差异导致的各种人际冲突。

（三）角色差异

　　每个人在社会生活中都会有一个或多个特定的角色位置。不同角色的人在社会和组织活动中承担着不同的责任和义务，有着不同的利益和目标。在人际交往中不同角色的人会站在自己的角色角度产生利己的思想和行为，进而导致人际冲突。工作和生活中常见的角色差异现象如下。

　　1. 代沟　通常指人与人之间因年龄差距较大而出现生活态度、价值观念、行为方式等方面的差异、对立乃至冲突。年龄差距较大的人，由于成长环境和所接受的教育不同，形成了不同的价值观、生活方式、沟通方式、对待事物的态度和理念等，导致沟通双方无法理解不符合自己判断标准的行为和思想，进而产生矛盾。

2. 行沟 指不同行业的人不能理解其他行业的专业知识、理念、工作方式等，而无法顺畅沟通。行沟的形成与从业的人将职业习惯带入生活中，或者知识和见识较狭隘有一定关系。从事不同职业的人不能理解和认同其他职业就造成了人与人之间理解上的困难。

3. 位沟 指由于职位或社会地位差距而形成的难以沟通、沟通不畅，甚至矛盾冲突。因职位、地位不同而产生的自我感觉差距、角色职责、角色期待等不同导致影响双方信息传递和感情交流。

4. 人格特质 指个体相对稳定的心理特征，它可以影响一个人对冲突的态度、处理方式以及与他人的互动方式。如有些人具有宽容和责任感的人格特质，在人际交往中即便发生了不愉快也能够轻松化解。一个人缺乏耐心、情绪失控、缺乏自信、过于敏感，就很容易产生人际冲突。因此，人格特质对解决人际冲突的影响很大。

（四）利益冲突

利益泛指包括金钱、权势、荣誉、名气、地位等能满足自身欲望的事物。人们在职场和生活中，往往会因为自身利益和他人的利益产生冲突。利益冲突会触碰人的自我防御底线，也便打破人际间的交往平衡状态，互不相让便会出现人际冲突。

二、人际冲突的常用处理方式

人际冲突是由于双方的观点态度、行为方式、利益需求等方面不相容而产生的结果。人际冲突不仅影响个人身心健康，还会影响正常的组织活动与秩序。面对冲突，既不能回避，也不要畏惧，应该正确对待并想方设法协调、控制、解决冲突。

（一）两维处理法解决冲突

两维处理法就是处理冲突应从两方面因素进行权衡考虑，一方面是合作性，指冲突发生后，一方愿意满足对方需要的程度；另一方面是坚持性，指冲突发生后，某一方坚持满足自己需要的程度。在考虑合作性和坚持性因素的基础上，可产生以下五种处理双方冲突的方式。

1. 强制 发生人际冲突的双方各不相让，且无法调和时，为避免矛盾升级产生更为严重的后果，可采取强制冲突一方做出让步的方法。强制措施的实施存在较大风险，极易导致更大的矛盾产生，执行强制措施的主体必须是冲突双方利益的保障者或具有极高的权威性。强制是对较大冲突实在无法用其他方式解决时的首选措施。

2. 合作 是冲突发生后各方都期望能够和解，或共同寻求对双方都有利的解决方案或为实现一个目标所采取的相互配合的联合行为。合作双方往往在人际冲突产生后能够控制情绪，理智看待冲突，并具有积极解决问题的态度。这是人际冲突解决方案中最理想的一种。

3. 回避 是在冲突发生时设法暂时避开的行为。回避的态度是消极的，看似目的是减轻双方争执、对抗的加剧，但有时也会更加激怒对方。回避并非是退让或合作的表现，不能从根本上解决问题，只能是权宜之计，并非长久之计。回避的方法能够在一定程度上缓和矛盾进一步激化，而且通常发生于今后还需要有必然联系的人际间，也是留有余地的做法之一。如有时为了维护双方关系并使双方保持冷静，使冲突一方或双方采取保持距离的方法避免正面对抗；或争论的问题并不重要，或有燃眉之急时；或双方较固执，再争下去徒劳无益时。

4. 迁就 为了维护人际关系或避免冲突加剧，一方愿意为了另一方而做出让步的行为就是迁就。这种行为可能出于无私，也可能是出于爱或尊重。迁就者牺牲自己的利益满足他人利益而力求化解矛盾的行为是主动的，善意的，但要看对方是否能够理解和感恩。倘若对方视迁就行为为懦弱，而采取更过分的行为，则不可一味迁就。

5. 妥协 为了避免冲突或争执继续发展而采取的让步行为。这种行为并非主观情愿，而是综合考量利弊后牺牲自身利益做出的退让行为。妥协是示弱的表现，是折中的策略，往往需要承认是自己的过错或希望对方谅解。

从上述五种解决冲突方式看，合作是对任何一方都有利的方法。

（二）谈判或行政干预解决冲突的方式

1. 谈判解决 谈判的本质是通过协商达成互利的目的，是冲突双方的正式博弈，有时还需第三方人员在场协调更有利于谈判的顺利进行。事实上，进行谈判的基础是双方都能够接受商讨和适度对让，谈判的前提是双方心平气和的沟通，其目标是在尽量维护自己利益的同时，将双方关系保持在最佳水平。谈判过程中双方相互交涉，提出诉求，阐明各自的观点和意见，与对方共同商讨解决方案。谈判的结果应该是双赢的，而不是一赢一输或两败俱伤的结局。

2. 仲裁解决 仲裁是指由双方当事人协议将争议提交第三者，由其对争议的是非曲直进行评判并做出裁决的一种解决争议的方法。仲裁的前提是双方自愿，并非强制调解，也不属于诉讼等强制型公断。仲裁在性质上是兼具契约性、自治性、民间性和准司法性的一种争议解决方式，仲裁机构通常是民间团体的性质。

3. 行政干预 行政干预是由政府部门通过政权力量控制、制约、调整、协调社会矛盾冲突的方法，通常采取事中干预和事后干预。当人际冲突难以控制，事态发展严重时，可由相关政府部门运用法律法规的要求加以处理。行政干预受国家法律保护，强制命令冲突双方执行，可以有效阻断冲突进一步升级。

第五节 常见护理人际关系的冲突

>>> **情境导入** ///

情境：某医院急诊科，一位患者腹痛患者家属因候诊时间过长，情绪失控，对护士进行辱骂。护士在忍耐了一段时间后，感到十分委屈，也情绪失控，导致双方发生激烈冲突。

学习本节内容，请同学们完成以下任务：

1. 请问冲突的原因是什么？

2. 护士处理该冲突的正确做法是什么？

护理工作中的人际关系十分复杂，护士应具备预防和正确应对人际冲突的能力。常怀"以责人之心责己，以恕己之心恕人"的理念，避免冲突的发生，营造和谐的工作氛围。

一、护患之间的冲突

护患冲突是指在医疗护理过程中，护士与患者之间因医疗环境、治疗方案、医疗费用或沟通方式等原因而产生的矛盾和冲突。护患冲突可能发生在护理工作的多个环节，需要加以重视。护患冲突是一个复杂现象，可能导致争执或对抗，严重时可能会影响患者的治疗效果和护理工作的正常进行。

（一）护患之间冲突的原因

1. 期望与现实不符 护士被誉为"白衣天使"，患者对其形象、言谈、行为、道德等各方面都期望很高。但现实是护士只是普通人，繁重的工作里可能有急躁的时候、出现错误的时候及服务不周到的时候等。患者对护士的期望与现实情况不符时，患者就容易产生不满、抱怨等情绪，甚至出现愤怒和过激行为。作为护士如不能了解患者的期望并给予正确的引导、解释，或者不从自身查找原因，甚至表现出一种完全对立的态度，认为是患者过于苛求或挑剔自己，则有可能导致更严重的护患冲突。

　　案例：一对夫妻带着发热的 3 岁儿子就诊，当班护士小李遵医嘱为患儿准备输液，正要操作时患儿母亲提出要求更换年龄大一些的护士小吴为患儿输液，小吴解释说小李的技术比自己好，可是家属坚持认为小吴年龄大，经验丰富，一定能一针见血。结果小吴穿刺失败了，家属十分气愤地当面抱怨起来，小吴见状也生气地走了，双方都很不愉快。

　　案例中护士的表现与患者内心所期望的结果出现了偏差，而护理人员没有提前提醒患者家属可能出现的结果，导致了患者的不满。

　　2. 需求与满足不符　患者在治疗期间的多数需求都围绕着疾病的尽快康复这一目标，护理人员往往都会尽量满足，但受人力、物力、制度、环境等因素限制，并非患者的所有需求都能得到满足。多数患者能够理解护理人员已经尽力了，也有一部分患者认为只要自己的需求不能得到满足就是护理服务不周，甚至产生误解或怨恨，进而产生护患冲突。

　　案例：一位高血压患者入院时住进了普通四人间病房，随后几天里其他三位病友相继出院了，于是该患者向护士提出不要安排新患者到自己所在病房。护士委婉地解释目前病区内病房紧张，希望患者理解不能允许其独自住四人间病房。患者见护士不能满足自己的要求便将自己的私人物品散落在其他病床上不配合新患者入住。患者需求未得到满足产生不满情绪，扰乱了护理工作顺利开展。

　　3. 外行与内行差异　随着互联网的快速发展，人们有了获取医学知识的方便途径。一些患者通过上网搜索的方法了解到很多与自己所患疾病相关的知识，便用审视的态度质疑护士的工作。但事实上，患者并没有真正理解护理工作的实质和具体细节，质疑的态度和行为易引发矛盾。另外，文化层次较低的患者与护士之间存在巨大的信息不对称，护理人员如果不能换位思考体谅患者的迫切心情，对患者的询问缺乏耐心，搪塞敷衍，也易引起护患冲突。

　　案例：一名大叶性肺炎患儿，经住院治疗后，体温升高的现象仍反复出现，患儿的母亲非常着急。护士遵医嘱为患儿进行温水擦浴降温，擦浴前护士将冰袋放于患儿头顶，热水袋放于患儿足底，患儿母亲疑惑地说："你弄错了吧？这是降温还是升温啊？咋给用上热水袋了呢？"护士听后说："您放心吧，我们按工作规范操作的。"患儿的母亲听后，觉得护士就是在狡辩，随即找到护士长和医生指责护士操作有问题，护患争执起来。

　　4. 患病导致失衡心理　患病有时会使人的心态处于失衡状态，如因失去健康而产生的自卑、沮丧，甚至是对他人健康的羡慕、妒忌，从而对健康的人产生敌意。个别由于意外事件导致躯体严重伤残或毁容的患者，对健康人群产生憎恶心理，甚至难以自控地把恼怒转嫁到护理人员身上，对护理人员的善意劝说、耐心解释产生逆反心理。若护理人员不能体谅患者矛盾和畏惧现实的心理，则可能出现各持己见、互不相让的护患冲突。

　　案例：患者，女，35 岁，因车祸导致左下肢截肢，患者术后很消沉，多次投诉同病室的病友，自述听见他们聊天和说笑时无比愤怒，一次护士来给她输液，微笑着问她想在哪侧手输液，她却打翻了用物，呵斥护士不许笑。面对患者的反常表现，护理人员并没有责怪他，而是从患者的角度去体谅患者内心的痛苦，护士细心的照顾她，还经常去和她聊天，最终帮助患者正确地面对现实，积极地配合治疗。

　　5. 高额支出与疗效的矛盾　受医疗体制的整体影响，我国居民在就医过程中使用药物、医疗仪器检查、手术等支出逐年增高。患者以普通的消费心理衡量医疗费用支出，认为支出增加了，医疗效果应该更好。事实上，高额支出未必对应理想的疗效。如患者的病情千差万别，同样的疾病，相似的治疗方案，治疗结果却可能存在很大差异。这就使得患者极易对所有医务人员产生不满情绪，导致护患冲突发生。

案例： 患者，女，55 岁，意外跌倒导致脑出血，入院后急诊手术。术后患者进入 ICU 继续观察，平均每天费用两万元，三天后患者颅内再次出血，抢救无效去世。家属无法接受患者每天几万元的治疗费用居然还去世了的现实，一再追问为什么这么多钱还是没治好患者的病，并要求院方赔偿。家属与医护人员发生激烈争吵，虽然医务人员始终保持理解和冷静，但对于患者花费了高额的医疗费用最后仍然没有治愈的现实也只能表示惋惜，因为医疗效果确实不一定与费用支出成正比。

6. 患者角色强化 患者在护理人员照护期间其生理自理能力在增强，但心理自理能力往往会下降，甚至出现患者角色强化的现象。过分强调患者的角色，使患者什么事都想依赖护士，即便已经进入康复期，仍然不想慢慢独立起来。这种角色转换的矛盾阶段使患者不理解护士的用心，反而会误解护士在嫌弃自己或不负责任，从而产生矛盾。

案例： 患者，女，因患乳腺癌收治入院，在准备手术的前几天，患者状态很差，她觉得自己是快要去世的人了，所以一切事情都不主动去做了，吃饭、睡觉都要家属帮助。术后第二天，护士嘱其可以活动手指做握拳动作，可她觉得自己一点也动不了，护士再次劝说时她伤心地哭了起来，埋怨护士在为难她，没有同情心。护士见状耐心地解释她需要自己独立勇敢地开始练习才有利于康复，并把术后的上肢训练编成口诀，患者这才意识到自己必须克服依赖心理，慢慢独立起来才能恢复健康，由于患者角色行为强化导致的矛盾便化解了。

7. 缺乏职业认同与尊重 社会各层次的患者，对护理人员的职业价值看法存在差异。尽管从总体而言，护理职能和地位已经较以往发生了很大的变化，但仍然有一些人对护理职业存在固执的偏见。有些患者认为，护士是依附于医生的职业，作用微小，言语态度上流露出不尊重，行为上表现出不配合。如果护理人员不能正确处理和对待患者的偏见，则极易发生冲突。

案例： 一名患者住院期间，经常擅自离院，影响了治疗和观察。护理人员多次与患者沟通，劝告其能遵守住院规则，安心住院养病，但该患者却说："你不过就是一个护士，管好打针、发药就行了，还管我去哪里？"该患者对护士职责和能力及护理工作价值的片面认知很容易导致双方产生矛盾和冲突。

（二）护患之间冲突的类型

1. 责任性冲突 指护理人员工作态度消极，责任心不强，或违反操作规程，出现护理差错、事故，给患者身心康复造成不良影响或造成人身损害并对此承担主要责任所导致的冲突。

案例： 某护士在为即将手术的患者输液时，未认真执行"三查七对"制度，错将葡萄糖当作生理盐水，恰好患者患有糖尿病，结果患者血糖快速升高，导致手术延期。患者认为，当班护士责任心不强，使患者没有安全感，护士的失职增加了自己的医疗花销和身心压力，要求医院给予赔偿。

2. 技术性冲突 主要指由于护理人员专业知识不扎实或操作技能不熟练，影响患者的治疗甚至造成护理差错、事故，给患者增加痛苦或给身心康复带来不良后果而引起的冲突。

案例： 护士小蔡为尿潴留患者行导尿术时，由于患者前列腺增生导致插管困难，患者疼得发出了呻吟声，家属见状十分生气，认为护士的技术不过关，增加了患者的痛苦，要求处分该护士。

3. 道德性冲突 指由于护理人员未能严格遵守护理人员的职业道德，服务态度恶劣、语言生硬、缺乏同情心及耐心而引起的冲突。

案例： 产妇剖腹产术后，晚上婴儿大声哭闹不止，产妇和家人担心孩子安危就去值班室找护士，护士一听是婴儿啼哭，满不在乎地说了句："谁家孩子不哭啊，有什么可问的"。家属听了十分气愤，找到总值班投诉了该护士。

4. 经济性冲突 患者对医疗收费通常都比较关注，加之个别医院出现的乱收费事件更是导致患者产生了不安心理。患者对医疗费用标准不了解、费用出现错误、医务人员收费行为不规范等会造成患者对医疗费用产生怀疑，如不能进行有效的沟通、解释或妥善处理，常会发生冲突。

案例： 负责医疗费用工作的护士小吕错将一名患者使用的输液器"5 个"录入为"50"。患者家属核对账单时发现错误，对护士的职业道德提出了质疑，怀疑护士乱收费，要求医院十倍赔偿，并公开道歉。

5. 认知性冲突 护患间的认知冲突主要指患者对护理专业知识的认知与护士存在较大差异，导致患者无法理解和认同护士的做法，进而引发的冲突。

案例： 某患者患脑梗死导致左侧上肢活动障碍，护士为其更换衣物时，告诉家属穿脱衣的顺序，可家属却很不服气地说："就是个穿衣服、脱衣服，哪有那么多讲究。"显然患者家属并没有意识到正确穿脱衣服的顺序对肢体障碍的患者很重要，而护士则深知正确操作可以保护患肢，二者对这样一个简单的问题认知不同，如果护士不耐心解释，家属可能会认为护士多事儿，护士又会认为家属不知好歹，双方便会产生冲突。

（三）护患之间冲突的处理方式

1. 控制情绪，维护职业形象 处理护患冲突护士切忌情绪激动、不冷静。护士的一举一动、一言一行不仅代表了自己，更展现了医院的服务水平，同时也会影响公众对护理工作的印象。所以，当发生护患冲突时，护士要努力做到深呼吸，控制情绪，冷静处理，切不可用"以牙还牙"的办法回击患者。护士应维护良好的职业形象，不卑不亢，从容大方，以冷静的头脑处理冲突，更有利于解决问题。

2. 适时回避，保护自身安全 当冲突发生时，即使护士能够控制情绪，言行适当，但确实存在部分患者或家属做出过激行为的可能性。因此，护士要机智应对，适时避免正面冲突，首先保护自身安全，再寻求上级部门或法律援助。任何冲突都不应以付出护士的生命和健康为代价。适时的回避不代表懦弱或理亏，恰恰是突发情况下最好的自保方法。

3. 换位思考，反思不当之处 护士要善于理解患者的痛苦，患者受疾病困扰身心都承受巨大压力。护士要耐心倾听、思考患者的需要，思考患者不满的原因。同时，更要思考护理工作的不足之处。如果我们每个细节都能做到从患者的需要出发，处处渗透人文关怀，护患冲突是不是会少很多。护士感同身受多一点，自我反思多一点，细心耐心多一点，护患关系自然会好一点。

4. 积极沟通，主动握手言和 护患冲突无论责任在哪一方，护士作为工作人员都应该采取积极的、主动的态度。护士主动沟通更容易打破僵局，及时澄清误会或表达歉意。患者是护士的服务对象，发生矛盾代表护理工作还有需要提升的地方。护士应主动表达和解的意愿，将不良影响降至最小，维护正常工作秩序，不对患者身心造成危害。

5. 遵章守法，维护患者权益 冲突发生时双方可以按照医院的规章制度或国家法律法规有理有据地寻求解决冲突的办法。护士要本着"以患者为中心"的服务理念，以认真和慎重的态度维护患者的医疗活动"参与权"和"知情权"，使患者对于自己的治疗、护理方案和医疗费用心中有数。

> **知识链接**
> ------------------------------------
>
> #### 良好沟通"十"小点
>
> 笑容多一点；嘴巴甜一点；赞美多一点；责备少一点；耐心久一点；说话轻一点；心胸宽一点；巡视勤一点；眼神柔和点；靠床近一点。

二、护士与患者家属之间的冲突

护士与患者家属之间的冲突根源是患者的利益没有得到很好的维护造成的。护士应重视与患者家属的沟通，对待每位家属都一视同仁，与其平等相处，彼此尊重，相互理解，即使发生矛盾或冲突也更容易相互谅解。另外，护士应掌握可能与患者家属发生冲突的原因和解决方法，以利于保障护理工作顺利开展。

（一）护士与患者家属之间冲突的原因

1. 期望与现实不符　患者家属往往对医疗机构心存较高期望，希望服务优质、技术精湛、疗效显著、价格合理。但是，我国目前公立医院就诊压力较大，私立医院层次水平多样，很难使患者家属感到完全满意。如长期的床护比例不达标，护士相对不足，护士工作量大、工作内容繁琐，导致对患者的照顾不周或服务时出现急躁现象，护士与家属间容易产生矛盾和冲突。另外，疾病的恢复受多种因素的影响，最终的治疗结果与期望不符也是导致患者家属不满的主要原因。由于没有达到心中的期望，患者家属自然无法与医护人员和谐相处，护士与其接触较多则更容易产生矛盾和冲突。

2. 缺少相互理解　患者住院后，患者家属因为急切盼望患者康复，希望护士理解患者的困难，多一点关心、多一点耐心、多一点关照，会表现出明显的以自我为中心，如经常就一个问题反复提问，无论护士是否忙碌都要求先为自己家患者先做处置，不能达到其满意就会指责护士不尽职尽责。而有些护士确实存在不能理解患者和家属疾苦的现象，如无视患者家属焦虑的心情而谈笑风生，甚至开玩笑；对患者家属提出的问题采取冷漠的态度或者敷衍了事，从而导致矛盾冲突。

3. 缺少相互尊重　受文化水平、认知水平的影响，一部分患者家属对护理工作存在偏见，出现重医轻护的现象，从而对护士缺少尊重；同时，也有一部分护士将自己的权利无限放大，不把患者家属放在眼里，表现得极不尊重，如对其指手画脚，呼来唤去，为自己跑腿。相互尊重是交往的前提，不尊重的语言和行为使人厌烦甚至愤怒。护士与患者家属之间由于尊重不够便会产生不配合、不尽力的表现，只要有导火索，便会产生冲突。

4. 规章制度的约束　患者和家属在就医期间需要遵守医院的各项规章制度，如遵守作息时间、不得随意翻看病历、探视时间限制、不得在病房私自使用电器、不得在病区吸烟、病房不得摆放陪护床等。这些约束患者和家属的规章制度有助于医疗护理工作顺利开展，但对家属来说是很大的束缚，甚至不被理解和接受。于是，有些家属不在意护士的提醒而违反规章制度，造成与护士间发生矛盾和冲突。如适当的探视可以给患者带来欢乐和温暖，但为了保障患者休息时间及医疗护理工作不被干扰，要求家属遵守规定的探视时间。然而部分家属无视医院的探视制度，也不考虑病房和患者的承受负荷，前来探视时迟迟不归，影响患者及他人的休息，当护士进行管理时，探视者常常感到护士无情、苛刻，于是产生关系冲突。

5. 收费解释不到位　患者的就医费用通常需要多次缴纳，且费用清单中很多项目是患者家属不了解的，这就需要护士做到认真告知和解释。然而，一些护士由于工作较忙，缺乏耐心，粗鲁地命令家属交费，却不认真解释费用项目、产生的原因等。家属每一次缴费都是因为对医务人员的信任，还有迫切希望家人康复。医务人员应该认真做到缴费准确无误和解释清楚，使家属没有疑虑。一旦出现错误时，也不应狡辩或隐瞒，及时澄清和道歉，避免发生矛盾冲突。

（二）护士与患者家属之间冲突的处理方式

护士与患者家属之间发生冲突时，除采取护患冲突的处理方式外，还可采取以下方法。

1. 主动沟通，不辩解　护士在执业过程中通常都听过、见过或经历过护患冲突，应懂得运用沟通的技巧化解矛盾。对于不愿接受交流的家属，护士可暂时回避；对于愿意接受交谈的家属，护士应主动沟通，坦诚的陈述导致家属不满的事件经过，对其表示理解。当家属愤怒指责时，不急于辩解，允许其宣泄不满和委屈，避免冲突激化，为接下来的沟通做好铺垫。

2. 耐心倾听，不打断　冲突发生时当事人往往急于将自己的想法和情感倾诉出来，如遇打断则会更加愤怒。护士要耐心倾听家属的陈述，眼神不躲闪，让对方感受到被尊重、被关注、被理解，有时家属自己倾诉完情绪会平复很多。

3. 适时退让，不倔强　冲突发生时，一些低素质家属可能会对护士进行人格侮辱或身体侵害，护士应首先选择退让，以保证自身安全，避免正面冲突激怒家属，导致身心受到更严重伤害。无论护士与患者之间，还是与患者家属之间发生矛盾冲突时，护士都面临着未知的危险。通常护士不会在冲突时伤害对方，但患者及家属认为自己是弱势群体，且医疗机构对其没有太大约束，加之社会媒体和舆论对患者的保护，有时助长了一部分医闹行为。面对这种情况时，护士不可倔强争辩，要适时退让。

知识链接

根据 2020 年 3 月 27 日《国务院关于修改和废止部分行政法规的决定》修订后的《护士条例》第五章法律责任第三十三条规定："扰乱医疗秩序，阻碍护士依法开展执业活动，侮辱、威胁、殴打护士，或者有其他侵犯护士合法权益行为的，由公安机关依照治安管理处罚法的规定给予处罚；构成犯罪的，依法追究刑事责任。"

三、护士与医生之间的冲突

护士和医生的工作既是独立的，又是紧密关联的，患者的康复离不开二者的共同努力。建立良好的医护关系既是医护人员医德修养和医德实践的具体实现，也是顺利完成医疗过程，促进患者康复的重要保证。然而医护之间也会因角色压力、工作配合、收入分配等原因产生矛盾冲突。

（一）护士与医生之间冲突的原因

1. 角色压力过重　我们医护人员仍然处于紧缺状态，患者数量的增多和日益提高的服务要求使医护人员感到了较大的压力。医护人员长期超负荷的工作使其身心健康受到很大影响，部分医护人员可能因长时间工作，精神紧张，在工作过程中容易出现小摩擦，从而产生冲突。

2. 工作配合不佳　医护双方在工作中需要紧密配合，如出现冷眼旁观甚至相互拆台的情况时，双方则无法继续合作，由此还会产生矛盾。另外，医护人员在工作中配合不佳还与相互间对彼此的专业不够了解有关，在医疗过程中，医护之间存在着交替变换的主从关系。

3. 收入分配差异　收入分配产生的差异往往容易造成护士的不满。部分护士认为自己的劳动付出并不少于医生，医生认为自己承担的医疗风险更大，在工作中地位更为重要，于是双方容易出现矛盾冲突。

（二）护士与医生之间冲突的处理方式

1. 患者第一原则　医护人员要始终把患者的利益放在第一，要共同为患者服务，对患者负责，发生医护冲突会导致患者感到不安，甚至影响患者治疗。如医护之间因工作配合不佳时，双方应坚持"患者第一原则"并进行沟通，相互理解、相互协作，不允许因个体之间的争执而影响患者的治疗和护理。

2. 鼓励团结协作　医护之间接触最多，工作关系最密切，在医疗护理工作中，彼此都要尊重对方，以诚相待，不能轻视或贬低对方。在临床实践中，医生的治疗方案为护理工作提供了依据，护士认真执行医嘱，为医疗工作提供护理支持。护理人员可以利用自己接触患者机会多的条件，认真观察病情并及时为医生的工作提供信息反馈和建议。医生也可以把治疗方案和效果告知护士，以便护士为患者制订合理的护理计划。医护团结合作，将医疗护理服务做到最佳。

3. 增进专业交流　医护之间应时常交流沟通各自专业领域内的新技术、新成果，促进相互学习。护士应主动向医生介绍目前整体护理模式的理念、内容及方法等，以便取得医生的理解与支持；医生可向护士介绍最新的治疗技术和诊疗方案。医护双方各有自己的专业技术领域和业务优势，医护关系的背后是诊断、治疗与护理的学科合作，两者在学术上有着相互平等的关系。医护间多开展专业交流，有助于相互理解，共同进步，有助于提高医疗护理整体水平。

4. 优化收入分配　医护收入的分配是一个非常重要的话题，因为这不仅涉及医护人员收入，也涉及医疗机构的运营和管理。合理的医护收入分配方案可以有效地激励医护人员的工作积极性和创新意识，提高医疗机构的绩效和服务质量，同时也可以促进医护人员之间的合作和团队精神。

四、护士之间的冲突

护士之间存在着年龄、学历、工作经历、心理特征的不同，在工作中任务分配、职称晋升等问题都可能影响护士之间的和谐关系，甚至发生冲突，从而影响护理工作的正常进行。

（一）护士之间冲突的原因

1. 社会地位差异　护理管理者与普通护士之间、高资历护士与低资历的护士之间、正式编制护士与临时聘用护士之间都存在着地位上的差距。护理管理者态度强硬或给护士压力过大时，双方容易出现矛盾。高资历护士将自己的看法强加给低资历护士时，双方会因见解不同而出现矛盾。正式编制护士与临时聘用护士可能存在工作强度不同或同等劳动付出的情况下收入不同。这些都可能导致护士之间无法和谐相处，甚至出现冲突。

2. 工作、生活压力大　护理工作要求护士体脑结合，且需要承受较大的心理压力。护士的工作围绕着患者的治疗和生活开展，24 小时有序传递和衔接。三班倒的工作模式导致护士生活不规律、睡眠质量差，部分护士长时间紧张、焦虑、烦躁。不同于一般职业的作息时间对护士的家庭生活也造成了困扰，使其承受工作和生活的多方面压力。承受诸多压力的护士情绪容易波动，在与其他护士的相处中更容易情绪化，从而产生冲突。

3. 利益冲突　护士之间常常存在利益上的冲突，如进修学习、晋升和提薪等问题常引起同事间的竞争，很容易引发内部矛盾与冲突。

（二）护士之间冲突的处理方式

1. 减轻工作压力　对于由于工作压力大导致情绪失控的护士，护理管理者要动态调整护士任务分工，根据护士的工作能力、身体状况、家庭情况等方面合理安排任务。定期为护士进行心理疏导，为其解决切实困难，鼓励护士通过运动、音乐等多种方式放松身心。鼓励护士之间多沟通交流，彼此增进了解和感情交流，互相关怀，互相帮助，通过相互倾诉、各出妙计等方式减轻工作压力，调整情绪。

2. 营造平等和谐的工作关系　护士由于不平等地位导致的冲突需要护理管理者从中调解。护理工作没有高低贵贱之分，每一名护士都是普通的医务工作者，不应受职称、资历、年龄、编制的影响。护理工作既有分工，也有合作，每个护士的工作都需要其他护士的支持与配合。平等、团结协作的工作环境不仅能调动护士的工作积极性，还能增强工作团体的凝聚力，同时使护士不断地自我发展和自我完善。

3. 培训和教育　提高护士的人际沟通能力，教会护士正确处理同事间的冲突事件。针对恶言伤害，应培训护士了解其来源、原因和处理方法。这些教育内容应作为一门课程来充实学校教育和继续教育，让每个护士都能了解、克服甚至消除冲突，共创和谐、健康的工作环境。

目标检测

答案解析

一、选择题

1. 护患关系的实质是（　）
   - A. 满足患者的需求
   - B. 满足患者所有需求
   - C. 规范患者的行为
   - D. 促进患者自理能力
   - E. 完成护理工作为目的

2. 护士与患者家属的沟通行为，错误的是（　）
   - A. 尊重理解家属的感受
   - B. 给予家属心理支持
   - C. 指导家属对患者进行生活照顾
   - D. 帮助家属参与护理过程
   - E. 帮助家属参与治疗过程

3. 下列不属于影响护患关系的因素是（　）
   - A. 角色模糊
   - B. 宗教信仰
   - C. 权益影响
   - D. 理解差异
   - E. 信任危机

4. 医护之间的沟通策略不包括（　）
   - A. 相互信任，精诚合作
   - B. 避免矛盾，减少交流
   - C. 加强沟通，增进了解
   - D. 相互尊重，相互支持
   - E. 坚持原则，互相监督

5. 护士在与患者家属建立良好关系时应该做的工作是（　）
   - A. 允许家属自由探视
   - B. 不回答家属所提的问题
   - C. 主动介绍患者的情况
   - D. 患者的生活护理均由家属做
   - E. 应该给予患者无条件的帮助

6. 护患关系中非技术性关系的最重要内容是（　）
   - A. 利益关系
   - B. 法律关系
   - C. 道德关系
   - D. 心理关系
   - E. 价值关系

7. 患者，女，56岁，教师，高血压10年，近日加重入院，护患关系的模式应为（　）
   - A. 主动－被动型
   - B. 指导－合作型
   - C. 共同参与型
   - D. 服务－指导型
   - E. 共同协作型

8. 产生人际冲突的原因不包括（　）
   - A. 沟通不畅
   - B. 文化差异
   - C. 角色差异
   - D. 利益冲突
   - E. 收入差异

9. 护士与哭闹谩骂的患者交流时，方法不正确的是（　）
   - A. 控制情绪，不争辩
   - B. 待患者平静下来可主动聆听
   - C. 保持冷静，不与患者计较
   - D. 避免训斥、评论患者
   - E. 通知保卫人员保证自己安全

10. 患者，女，28岁。因患宫颈癌，焦虑悲伤，常独自流泪，有时不配合护理工作，今晨与母亲争吵过。为避免护患冲突，不正确的做法是（　）

A. 告诉主管医生患者不配合治疗

B. 介绍病友相互鼓励

C. 认真倾听患者内心的感受

D. 及时满足患者的合理需求

E. 密切关注患者的情绪变化，及时疏导

11. 患者，男，在输液时私自调快滴速，护士巡视病房时及时发现并制止，患者十分生气，表示自己输液结束就要出院了，不用护士管。护士正确的做法是（　　）

    A. 告知医生　　　　　　　B. 指责家属没有看护　　　　　C. 控制情绪，解释危害

    D. 不予理睬离开病房　　　E. 告诉护士长

12. 某老年患者住院期间心肌梗死发作猝死，整个过程其家属不在场。为避免家属情绪调节不良引发冲突，护士的做法不恰当的是（　　）

A. 认真倾听，了解其家属真实想法

B. 坦率说明情况，避免误会

C. 换位思考，体会家属情感

D. 只管按流程操作，不回答任何问题

E. 减少语言交流，避免说明不当而增加误会

二、思考题

1. 护患关系的影响因素是什么？

2. 我国目前护患关系的模式分几类，哪种模式较为理想？

3. 我国医护关系模式有哪些？哪种关系模式制约了护士的独立性、创新性发展？

4. 作为一名护理人员，当遇到患者或家属辱骂打人情况时，你会如何处理？

实训七　护理工作中的关系沟通与冲突

【目的】

1. 学会与患者、家属、护士、医生进行日常沟通。

2. 具备应对各类护理人际冲突的临床能力。

3. 培养具有同情心、同理心的职业情怀，提高人文素养。

【学时】

2 学时。

【实施要点】

一、准备

（一）用物准备

模拟病房（病床、床头桌）、椅子、纸巾等。

（二）环境准备

护理实训室。

（三）师生准备

1. 学生应衣帽整齐，着装整洁，符合护士行为规范要求；课前分组，护生分别扮演患者、家属、

护士、医生。

2. 熟悉相关理论知识（护士在促进各类人际关系中的作用；护理人际冲突的原因、处理方式）。

二、教师示教

（一）沟通方法示教

教师创设与患者和家属初次见面的场景（或由同学自由创设情境），并扮演护士与其沟通交流。展示如何取得患者和家属的信任，建立良好的人际关系。启发学生思考如何同情和关心患者，如何使患者感到被理解、被尊重、被保护。

（二）应对冲突的方法示教

教师创设患者和家属因医疗费用问题与护士产生争执的场景（或由同学创设其他类型冲突情境）教师先对案例内容进行分析讲解，然后演示正确的处理冲突方法，并请同学参与讨论。

三、学生回示

学生以小组为单位进行讨论和角色扮演练习。

场景1：初次见面时的沟通

（一）与患者见面话术

"您好，我是护士××，今后由我来照顾您，有什么需要都可以和我说，我会尽力帮助您的。您有事可以按床旁呼叫铃，我会及时赶来的。我先为您介绍一下病区环境，再为您联系医生进行检查，请您好好休息。"

（二）与家属见面话术

"您好，我是护士××，请放心我会用心照顾好您的家人，您看有什么我能帮到您的尽管告诉我，咱们共同努力。"

（三）与同事见面话术

"您好，我是××，很荣幸和您成为同事，今后还有很多需要请教您的地方，还请多多帮助。"

场景2：治疗护理过程中的沟通

（一）与患者的沟通

"×××您好，今天感觉怎么样啊？一会儿咱们需要进行×××，您看现在这个时间可以吗？您这样的体位还舒服吗？稍后请您配合我，谢谢。您配合得非常好，还有什么需要吗？我要离开病房了，祝您早日康复！"

（二）与家属的沟通

"您好，您说的问题我马上帮您解决，别担心，别着急，请相信我们，也谢谢您对我们工作的支持。这些都是我们分内的工作，您别客气。"

（三）与同事的沟通

"您看这个问题这样处理可以吗？咱们一起工作真的很开心，今后我得多多向您学习。"

场景3：发生冲突时的沟通

[案例1] 与患者之间的冲突：患者吴大爷，82岁，小学文化，意外摔伤了左腿收治入院。术后医生嘱咐小周要等患者排气了才允许进食，于是小周去病房询问患者。请分析如何处理冲突？并实际演示。

护士小周："吴大爷，您今天感觉怎么样？"

吴大爷："还可以吧。"

护士小周："您排气了吗？"

吴大爷："排啥？你说的是啥？"

护士小周："我说您排气了吗?"（很大声）

吴大爷："是啊，挺有气的，就腿一软就摔成这样了，生气啊!"

护士小周："您咋听不懂话呢?"

吴大爷："你骂我？你什么态度？你出去!"

护士小周："出去就出去，气人!"

［案例2］与家属之间的冲突：患者康先生，喉癌术后，由于术中进行了气管切开，患者无法言语，且常需人工吸痰。护士小美是新来的护士，很反感给患者吸痰。一日患者面色发红，呼吸费力，又无法言语，抓着家属的手示意快找护士。护士小美急忙赶来。请分析如何处理冲突？并实际演示。

护士小美："哎呀，这不是有痰了吗，哎，家属，你看着点儿，我给你示范一次，你学着点儿，这么多患者，我们哪有空总来吸痰啊，你自己学会下次就不用找我了。"

家属："你咋这么不负责呢？这不是你的本职工作吗？我要投诉你!"

［案例3］与同事之间的冲突：护士小王忙完工作在看书，这时韩医生看到和她聊了起来。请分析如何处理冲突？并实际演示。

韩医生："小王，你在干什么?"

小王："我在看护理学新进展。"

韩医生："你看这个有什么用呢？浪费时间。打打针，发发药，照顾好患者就行了。"

小王："你怎么这么说，我学习也是为了更好地提升自己，照顾好患者。"

韩医生："好心当成驴肝肺！就那点儿活儿有啥可提升的。"

四、师生讨论

学生以小组为单位完成情境分析和角色扮演，并回答老师的提问。同学交叉互评，指出优点和缺点。最后教师做总结。

【注意事项】

1. 结合临床情境运用语言和非语言沟通技巧。

2. 注意人文关怀和职业道德要求。

书网融合……

重点小结　　微课　　习题

第十三章 护理工作中的沟通艺术

PPT

>> **学习目标** ///

知识目标： 通过本章的学习，应能掌握治疗性沟通的概念及步骤，护理操作过程的沟通艺术要点；熟悉治疗性沟通的类型；了解治疗性沟通的影响因素。

能力目标： 能运用所掌握的沟通艺术进行临床工作。

素质目标： 树立良好的职业形象，以规范的沟通技能为患者和护士建立起和谐的护理人际关系，提高工作质量和工作效率，保证护理工作顺利开展。

>> **情境导入** ///

情境： 患者，女，37 岁，预产期 2023 年 3 月 6 日，定期孕检，孕期顺利。现一胎孕足月，明晨将行剖宫产术，术前要行留置导尿及健康教育，张女士对明晨的手术感到非常紧张。

学习本章内容，请同学们完成以下任务：

1. 作为她的责任护士你将如何与其进行有效的沟通？
2. 与其沟通时的主要步骤和注意事项有哪些？

随着"生物-心理-社会"医学模式的广泛应用和护理学科的发展，在从事护理工作的过程中离不开沟通，它能够使患者获得信任，最终帮助患者满足其恢复健康和保健的需要。因此，护士只有掌握恰如其分地运用语言沟通艺术技能，才能与患者建立起良好的护患关系，提高护理质量。

第一节 治疗性沟通

护士与患者之间的沟通内容有很多，例如患者出入院登记、护理查房、健康宣教等，护患沟通大多属于治疗性沟通，治疗性沟通是护患沟通的重点，随着人文精神对专业的渗透及护士角色功能的变更和扩展等，治疗性沟通的重要性日趋显著。良好的治疗性沟通对增强患者依从性、促进护患关系、提高患者满意度起到至关重要的作用。

一、治疗性沟通的概述

在护理工作中，护士与患者在不同场景下存在不同的沟通形式和内容。治疗性沟通属于护患沟通的最主要形式，占主导地位。

有外国学者将治疗性沟通定义为：护理人员将专业知识和沟通理论用于促进患者康复和自我实现的过程，通过为患者提供新的信息，修正错误的信息，促进患者对健康问题的认识，探讨最佳的护理方案，做出决策，以利于患者康复。其目的是满足患者的各种需要，对患者的身心起到积极的治疗作用。概括地说，围绕患者的治疗，为解决患者现存的主要健康问题所进行的一系列特定的沟通称为治疗性沟通。治疗性沟通的信息发出者是护理人员，信息接收者是患者，沟通内容是护理专业范畴之内的事务。

二、治疗性沟通的类型及影响因素

治疗性沟通可根据患者的参与度分为指导性沟通和非指导性沟通，具体实施受诸多因素的影响。

（一）治疗性沟通的类型

1. 指导性沟通　是由护理人员（指导者）向患者（被指导者）指出问题发生的原因、现状，针对患者现存的问题，主动提出解决问题的积极方案，患者接收信息后执行。指导性沟通可在较大程度上发挥护理人员的专业特长，但同时护理人员也需要具备察觉问题与解决问题的能力。例如，对慢性肾衰竭的患者进行饮食指导时，护理人员就需要根据患者的血生化及尿蛋白等检查结果判断肾衰竭处于哪一分期，制订蛋白质及其他营养物质的控制及摄入计划，并向患者详细解释如何执行，以减缓肾损害的进程。

指导性沟通对护理人员的专业素质要求较高，其前提是护理人员在评估健康问题、制订解决问题方案的能力上比患者具有更多更专业的知识技能。在指导性沟通中，护士主动承担查找问题、提供方法方案的责任，因此在交谈时用于协调和磋商的时间少，交谈进程简易快速，较节约时间。但护士为患者提供指导，处于主动地位，患者只是配合执行，此种方式不利于患者积极主动参与到治疗护理的过程中，护患间互动性较差。

2. 非指导性沟通　是在认可患者有解决自身健康问题的能力或潜能的基础上，鼓励患者积极参与到治疗和护理过程中，主动改变对自身健康不利的行为和生活方式，促进身心舒适。在非指导性沟通中，患者的参与形式较为主动，与护理人员共同制订方案与决策，从而能够更加自觉并积极地实施方案与决策，并在此过程中主动发掘有利于健康的新问题或新对策。如对脑卒中恢复期遗留后遗症的患者，可根据其生活习惯与患者共同商讨制订饮食计划与运动方案。

由于最终执行的方案与决策是由患者与护士经过具体商讨后共同制订的，患者更能感到受尊重、被认可；护患双方在沟通中能进一步相互了解，更有利于制订个体化的方案决策，增进护患关系。但非指导性沟通需要护患双方在相对稳定安静的环境中进行，比较费时，不适用于护理工作十分繁忙、病情变化急的情况。

根据指导性沟通与非指导性沟通各自的特点，护理人员在不同情况下应根据不同需要，灵活地选用治疗性沟通的方式，并尽可能地尊重患者的需求。对于一些固定的行为，如用药方式与剂量、护理操作中需要患者配合的沟通，应尽量选用指导性沟通，而较为灵活、可商榷或涉及患者隐私的问题，选用非指导性沟通较为合适。

（二）治疗性沟通的影响因素

治疗性沟通由护理人员与患者共同完成，在实际应用中主要受到护理人员专业素质、沟通技巧、患者的身心状况以及社会文化等的影响。

1. 护理人员的专业素质　治疗性沟通的内容限定于护理专业知识范畴，这就要求护理人员具备扎实的专业基础知识，能够在患者询问健康问题时正确解释回答。同时，还要求护士掌握心理学、社会学、伦理学等相关的人文科学知识，进而能够把握沟通内容的方向及深度，从而加强患者在沟通时的互动性，提升患者对护士的信任度，树立护士在患者心中良好的地位与形象。

2. 护理人员的沟通技巧　治疗性沟通不是机械化地将信息传输给患者，在信息的传输过程中应根据患者的具体情况选择相应的沟通方式和语言技巧，以免对患者的解释说明不到位或用词不恰当，形成护患沟通障碍，影响患者的依从性和满意度等。因此，护理人员在与患者沟通的同时需要掌握良好的沟通技巧，选择合适的时机、恰当的方式，将需要沟通的信息准确地传达给患者。沟通时应注意避免说教、虚假的安慰或保证，以及不适当地隐瞒病情，不应在沟通中使用主观判断。沟通的内容应从一项逐步过渡或深入到另外一项，而不是突然地更换话题。例如，护士为糖尿病患者晨间护理时可以与其沟通早餐进食情况，以了解患者的进餐时间以及是否掌握了糖尿病饮食的要求，同时可以健康宣教，告知患者还应注意疾病关于哪些方面的相关健康知识和需求等，灵活地与其沟通，这样的沟通就比选择在一个特定时间单纯站在患者床旁向患者告知糖尿病的健康知识效果会更好。

3. 传统医学模式的影响 对医学模式的理解差异造成了护理人员对患者的沟通态度和沟通行为的差异。由于临床工作任务较繁重，许多护理人员还保留着"以任务为中心"的服务理念，部分护理人员将自己定位为"医嘱执行者"，工作时注重完成医嘱和对患者躯体的治疗，对沟通的重要性认识不足，解释说明不够充分而引起患者的不理解和配合性差，进而影响了护患沟通。但随着生理-心理-社会医学模式的不断深化，护理人员正逐步转变服务意识，患者的心理需求逐渐得到重视，强调与患者的沟通技巧。然而护患沟通技巧的掌握是一个循序渐进的过程，需要长时间的探索与积累。

4. 护理人员的沟通教育 护理人员的沟通教育在临床实践中逐步得到重视，随着优质护理的提出，沟通能力的培养愈加重要。我国的护理教育中沟通课程开设较晚，直到1994年才在本科生中开设沟通课程，1997年才将沟通技巧纳入护理中等教育课程中，对于沟通技巧的描述比较局限，在一定的时期内未受到应有的重视。在实际教学中，多数护理教师重视护生操作技能的熟练性，对治疗性沟通能力不够重视；此外，护生认为在操作技能考核中治疗性沟通能力所占比重不大，从而忽视治疗性沟通能力的训练。随着我国护理事业的逐步发展，对高素质护理人员的需求不断扩大，有效的治疗性沟通在优质护理中的地位日益彰显，多数学校已开设护理人际沟通课程，但其讲授大都局限于书本理论，缺乏实践体会，加之护生的性格多样，难以做到沟通教育的具体化与个性化，导致部分护生到临床后难以将理论真正转化到实践中，治疗性沟通技巧在临床应用中受到限制。

5. 患者的个性与文化层次差异 患者之间的个性与文化层次也存在许多差异，相同的沟通内容与方式不一定适用于同一病种的患者，若护理人员对患者的个性及文化特征不了解，可能会阻碍交谈的进行。此外，语种和语言习惯的差异也可能在交谈时形成阻碍。在交谈时应尽量选用患者容易理解的语言和词汇。如询问肺结核患者的家庭患病及接种情况，对城市知识水平较高的居民可以说："您家里有没有曾经患过结核病的人？是否都按时接种过疫苗？"而对居住在农村医疗卫生水平较差的居民来说："您家是否有曾得过结核，也就是'肺痨'的患者？或者说有长期咳嗽带血还伴有低热的患者呢？"这样沟通询问，可能更容易询问到真实的结果。

三、治疗性沟通的步骤

治疗性沟通一般分为四个阶段：准备与计划阶段、沟通开始阶段、沟通进行阶段、沟通结束阶段。

（一）准备与计划阶段

1. 护理人员的准备 护理人员应在沟通之前明确患者的姓名、性别、年龄、文化程度等一般社会情况等，掌握患者的病情和诊疗情况、治疗与护理计划，预计沟通所需要的时间，确立此次沟通的主要目的，即为什么要进行沟通，需要完成什么任务。另外，还需要考虑交谈中可能出现的问题，计划应对措施和沟通技巧，更有把握使交谈顺利进行。

准备正式交谈前最好以书面的形式拟定交谈的特殊目的或目标，根据目标列出提纲，准备询问患者的问题或准备说明的情况，问题应循序渐进，将护患双方的交谈内容始终集中在主要问题上，引导患者朝着正确的方向共同完成交谈任务。

2. 患者的准备 交谈前应先询问患者是否需要去洗手间及有无其他需要及特殊不适，并观察患者情绪是否稳定。

3. 环境的准备 治疗性沟通的环境应保持安静，避免噪声和外界干扰等因素造成患者注意力的分散，例如关掉电视机和收音机，交谈期间谢绝外来人员探访。若交谈或操作内容可能涉及患者隐私，应把交谈场地安排在独立房间。

（二）沟通开始阶段

初次交谈时护理人员应先作自我介绍，给患者留下亲和可信的印象。称呼对方要有礼貌，根据年龄使用"先生""阿姨"等称谓。交谈内容可从基本的关怀开始，例如"您现在这个体位感到舒适吗？""您今天感觉好点了吗？"让患者自然放松后告知患者本次沟通的目的和大概所需要的时间，随后转入交谈主题。若为操作性沟通，应详细交代本次操作的目的、配合方法、操作过程中可能出现的感觉、患者应注意事项等，真诚地表示将尽最大努力进行操作，征得患者同意和配合。

（三）沟通进行阶段

进入交谈的主题内容后，尤其对于非指导性沟通，护士需要鼓励患者说话，交谈时应谨慎把握时间分配，运用恰当的沟通技巧，引导患者围绕事先准备的问题进行回答。

操作过程中，护士需要指导患者如何配合，询问患者有无不适，重视患者的感受，最大限度地减轻患者的不安，随时观察患者的表情，根据患者的反应及时适当的调整。若患者出现紧张、焦虑等情况时，可使用安慰性语言帮助患者转移注意力，鼓励患者增强与疾病作斗争的信心。

（四）沟通结束阶段

完成所需要沟通的问题后，护士应告知患者本次沟通即将结束，询问患者还有什么需要补充的问题，弥补护士没有考虑到的内容，但不包括除交谈主题外的新问题，若患者提出新内容，可另约时间进行。最后对本次交谈的内容进行小结，强调中心重要内容。沟通的内容和时间须按预定计划结束，拖延时间可能影响护士完成其他工作，在交谈时出现注意力不集中，影响沟通效果。

操作结束后需要亲切询问患者的感受，观察是否达到预计的效果，交代需要注意的问题，对患者的支持与配合表示感谢。

知识链接

治疗性沟通

治疗性沟通最早应用于美国的护理专业教育，随着人们意识的不断转变，其地位得到不断提升，起初心理学家把治疗性沟通应用在解决精神病患者的心理问题方面。随着法律政策的不断完善，治疗性沟通技巧被应用在执法设置当中。1996年，治疗性沟通技巧被应用在商业谈判中，随着治疗性沟通模式的不断完善，逐渐引起临床学者重视，并得到广泛应用与发展。

第二节　护理实践中的沟通艺术

随着社会的进步和经济建设的蓬勃发展，人们对医疗护理服务质量提出了更高的要求，人的价值、健康和生命质量受到全社会的广泛关注。作为一名新时代护理人员，除应具备扎实的理论基础知识、精湛的技术以外，还应注重培养良好的沟通技巧，通过有效沟通促进护理实践的开展，以达到为患者提供优质护理和促进康复的预期护理目标。

一、护理操作中的沟通艺术

医院是医护人员工作的主要场所，在这个特殊环境中，护理人员每天都要面对不同护理需求、不同性格和不同文化、习俗等的患者，存在较大的差异性，因此，在为患者提供各项护理操作时，应本着"以人为本"的理念，运用不同的沟通策略，准确、有效地进行护患沟通，不仅有利于患者以最佳状态接受治疗护理，也有利于医院整体服务质量的提高，同时还可以保障护理工作者自身的安全。

（一）操作前——解释核对

陌生的医院环境、未知的病情，往往使患者对治疗充满焦虑和恐惧，患者和家属们渴望得到专业的解释和细致的健康指导，而接待患者的第一人往往是护士，护士的一言一行都会直接影响患者的情绪，所以在护理服务操作开始前，护士和蔼的态度、亲切的表情和得体的举止，将会给患者带来信心，带来温暖。

1. 亲切交谈，解除顾虑 由于临床护理工作的专业性，护士在护理服务操作前应与患者亲切交谈，针对每个患者的个体差异进行沟通评估，详细了解患者目前的心理状态、生理状况、日常生活习惯、性格爱好、社会背景（如职业、职务等），要告知本次护理服务的目的、意义、操作方法、步骤以及配合方法和注意事项，对于患者提出的疑问给予耐心解答，让患者安心接受护理（图 13 - 1）。

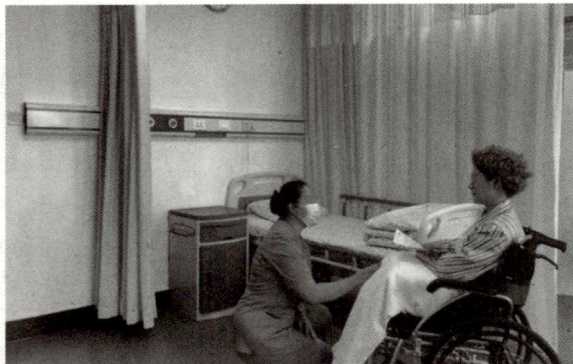

图 13 - 1 沟通评估

2. 有效核对，杜绝差错 准确、有效地核对是每一名护士必须严格遵守的操作规程，也是保证护理工作安全的生命线。护士在护理服务操作前应使用开放式语言，采取至少两种以上的方式核对患者的信息，例如床号、姓名、年龄等基本内容（图 13 - 2）。对于已经采用患者身份识别系统管理的医院，除应用掌上电脑扫描腕带及药物条码，核查患者姓名、药名等信息外，还要以沟通的方式与其交流核对，以更好地取得患者的理解和配合，进而提高核对的准确性和患者对护理人员的信任。

（二）操作中——指导配合

1. 操作规范，耐心指导 随着优质护理服务示范工程的不断深入开展，作为临床一线护理人员，对患者实施治疗的护理过程中，在严格遵守各项操作规程的基础上，还要耐心指导患者配合的方

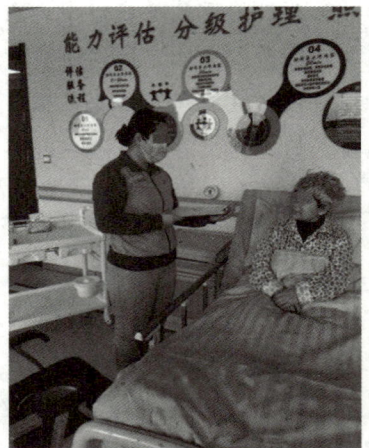

图 13 - 2 有效核对

法，对患者的配合及时给予鼓励，这样既可减轻患者的心理负担，也能减少护士的护理操作难度，从而提高护理质量和服务满意度（图13-3）。

2. 关心体贴，及时疏导　每个患者在面临护理服务操作时的心理状态和生理反应都有所不同。在护理操作前，应详细解答患者的疑问，及时疏导患者的担忧，不应忽视其心理变化，要耐心及时地通过合理预判患者反应，在患者即将承受痛苦或其他不良刺激前提前告知和疏导，有效避免患者恐惧、焦虑等负性心理状态的产生，对顺利完成护理服务操作有着重大意义。

（三）操作后——悉心嘱咐

1. 诚恳致谢，适当安慰　护理服务操作结束后，无论是否达到预期护理操作效果，均应对患者的配合表达感谢。真诚、耐心询问患者感

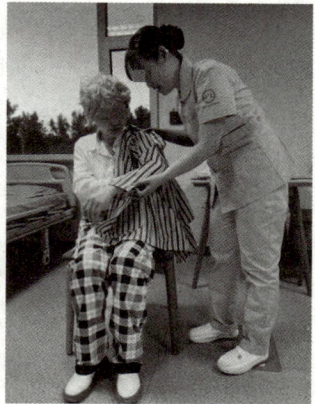

图13-3　耐心指导

受，评估护理操作效果，如遇患者有其他疑虑及担心时，应主动询问，给予合理解释，注意安慰、鼓励患者，帮助患者树立战胜疾病的信心（图13-4）。

2. 健康宣教，促进康复　护理操作结束后应细心嘱咐患者操作后的注意事项，从疾病预防、生活习惯、饮食和康复等方面进行健康指导，促进患者康复。同时还要及时沟通对护理操作过程的反馈意见，在不违反护理原则和医院规章制度的前提下，尽量满足患者的需求。

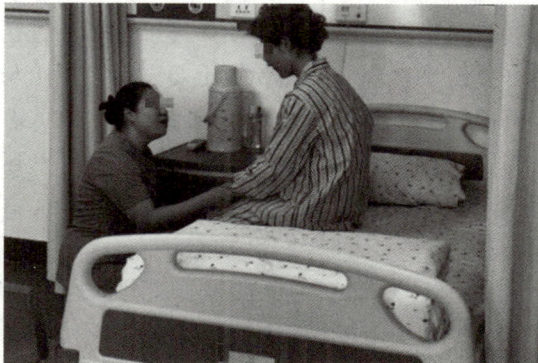

图13-4　悉心嘱咐

二、护理工作中的沟通艺术

护理工作中的沟通，主要是指护士与患者、患者家属、护理同行以及医生之间的信息交流，其中，护理人员与患者的沟通，即护患沟通是所有护理沟通中最为重要的一种沟通，它既有一般沟通的特征，又不同于一般性沟通，也不同于护理人员与其他医务人员之间的沟通。护患沟通是为了协助患者处理其健康问题、获得或增强面对和解决健康问题的能力，有效的沟通将产生良好的护患关系，对提高护理质量至关重要。

（一）与特殊年龄患者的沟通

1. 与患儿沟通　小儿是一个特殊的群体，儿科护理工作较成人更为复杂，沟通是实施患儿护理的必要条件。有效的沟通应该同时具备信息交换和情感支持两个方面。

（1）积极与患儿家长沟通　患儿理解能力与表达能力有限，要积极主动与患儿家长沟通，对患儿的病情表示同情理解，主动向家长解释患儿病情的发生、发展和转归。尽可能与家长做疾病预见性的交流。如处于体温上升期的患儿因血管痉挛收缩、末梢循环差、手脚凉，穿刺易失败；肥胖、年龄

小的患儿，因血管暴露不充分，易造成穿刺困难；阿奇霉素等有消化道反应，可引起恶心、呕吐；氯化钾等高渗液体导致输液部位疼痛等，可以提前与患儿家长沟通，取得家长的积极配合。

（2）积极与患儿沟通　对于懂事的患儿，可采取亲切鼓励的话语，分散其注意力，要善于抓住小孩容易与护士接近的心理，拉近护患距离，对女孩可以称赞其漂亮可爱，对男孩可以称赞其勇敢，可与家长一起用糖果或玩具哄着，减轻患儿恐惧感，同时也增强了患儿战胜疾病的信心。

（3）用过硬的护理技术沟通　过硬熟练的注射技术是儿科沟通效果的重要体现，"一针见血"是赢得患儿和家长信赖的基础，因此儿科护士要苦练、多练、巧练基本功，努力提高自己的穿刺技术，穿刺时要镇定自如、有条不紊，争取每次达到"一针见血"。另外，要加强儿科护理技术知识和儿科常见病、多发病的学习，认真耐心给患儿家长解释其心中的疑问，治疗时多讲解、多沟通，以自己熟练的护理操作技术和扎实的医学理论知识，赢得家长的治疗配合。

（4）用情感沟通　在沟通时要善于运用面部表情、身体姿势、眼神和目光等非语言性沟通方式，给患儿一个微笑、一个抚摸、一点鼓励、一个眼神，均可拉近护患距离，增进护患情感，要做到用心沟通，让家长体会到我们是在用爱心、责任心、同情心为每一个患儿护理，增加患儿和家长对护士的信赖，取得理解和支持，同时也体现了护士的修养和人性。总之，儿科护士的特殊性更需要护理人员努力学习，拓宽视野，不断提高和完善自己，灵活运用各种沟通技巧，以有效减少护患纠纷，确保护理安全。

2. 与老年人的沟通　文明沟通是表达尊重的最好方式，同时文明也带来尊重，让老年人和家属感受到护士的崇高礼遇，护士就会赢得他们的尊重，使护理工作顺利进行。

在与老年人的沟通过程中，交谈是表现文明礼貌的重要方面，护士与老年人和家属交谈时要和颜悦色，态度诚恳，音调平和，语速适中，谦虚亲切，回避隐私，不言人恶。遇到矛盾，要做到不急不躁，不温不火，不推卸责任。与其"理直气壮"，不如"理直气柔"更容易得到患者的喜爱。

（1）主动热情　护士见到老年人、家属或来访者，要主动打招呼，微笑着问一声："您好！""您需要我的帮助吗？"为了表示尊重，必要时可以行15°鞠躬礼。

（2）耐心周到　护士为老年人服务，要想老年人所想，急老年人所急，耐心地为老年人解释，细心地观察老年人没注意到的问题，及时周到地为老年人解决，让老年人和家属体会到养老护理员的爱心。

（3）文明礼貌　护士要有微笑的面容、真诚的眼神、优雅的肢体语言，要讲普通话，使用礼貌用语："您好""请""谢谢""对不起""没关系""请原谅""再见"等，不骂人，不讲粗话，不大声喧哗，不使性发脾气。

（4）尊重理解　护士要懂得尊重老年人和家属。具体表现在对老年人和家属的关心和体贴上；表现在对老年人健康状况的熟悉和了解上；表现在微笑和轻柔的服务上。要经常换位思考："假如我也老得需要别人照顾""假如我也躺在病床上""我希望护士怎样对待我？"

（5）失能老年人的沟通　由于老年人随着衰老，反应能力逐渐变得迟钝，护士应耐心、细致、反复的进行入院宣教及各种操作和检查前进行解释，必要时可以把重要的内容写成字条给老年人看。对于有听力、视力下降的老年人，与其讲话时应声音响亮、面带微笑、态度和蔼；交流时应有适宜的目光接触、面部表情、手势、体态和空间距离等。在老年人受到病痛折磨时或是在做有创伤操作时，护士应进行安慰，给予适宜的肢体语言或身体接触，解除老年人身体和心理上的疲劳和痛苦。

（6）失智老年人的沟通　失智老年人普遍存在反应迟钝、记忆力减退，护士应恰当地运用肢体语言，表示鼓励同情，使老年人感受到被尊重与关怀。每次只提一个简单的问题，保证失智老年人有时间考虑，通过恰当的提示以减轻他们的挫折感，避免因此退缩。可采用图片、照片等工具，加深理解，促进交流。当失智老年人出现妄想症状时，切勿与其争辩，可暂时表示同意，并转移注意力，以诱导为主，避免斥责、拒绝等语言。

（二）与特殊患者的沟通

1. 与视觉障碍患者的沟通技巧　由于患者视力障碍的类型和对视力的影响各有特点，对患者在日常生活及对人际沟通所造成的影响也不尽相同。因此，护士在与其交往时，应该先评估患者视力障碍的类型和严重程度，根据实际需要，适当运用以下沟通技巧。

（1）及时握手　在握手前，应首先进行语言提示；有视觉障碍的患者伸出手时，护士应主动相迎；当两位有视力障碍的患者需要握手时，护士要及时引导他们的手接触。

（2）注意语调　在距离1～2米远时，护士应用声音亲切的语调，让其知道有人在其附近，用平和的语气告诉患者自己的身份和角色，使对方明确谈话指向，然后再进行交谈和帮助。切勿大声、突然握手和拥抱，以免其受到惊吓。

（3）引路提醒　引路时，要注意有视觉障碍患者的习惯，先询问其习惯挽扶的是左边还是右边。并使用描述性的语言，把能看到的一切尽量多地讲给患者听。同时还应有避险意识，如遇障碍物要及时提醒注意。

（4）告知方位　视觉障碍患者对方向、位置难以把握，引领就座时要明确地告知患者，请其坐在你的左边或右边、前面或后面的位置等，要给患者一个十分明确的指示，注意避免使用您坐这儿、坐那儿这类的语言。如果给有视觉障碍的患者让座，要将患者的手轻轻放在座椅的靠背或扶手上，让其能够确定座椅的位置。

2. 与听觉障碍患者的沟通技巧　在日常生活中有听觉障碍的患者与普通人交流比较困难，护士应该学习和掌握与听觉障碍的患者的沟通技巧，经常与患者亲切交谈、传递信息、保持友谊，以防止其感觉与社会隔离，产生各种退缩行为。

（1）使用文字沟通　与听觉障碍患者进行交流时为保证沟通的正常进行，应选择书面交流为主，如短信和笔谈等。

（2）使用肢体语言　与听觉障碍患者交流时，护士应与其面对面，不要在另一房间或听者看不见护士的地方讲话。应尽量缩短谈话的距离，使有听觉障碍的患者更清楚地听到，交谈语速不要太快，并且让患者清楚看见护士的面部表情及其他非言语信息，并辅以手势肢体语言等能帮助患者更好地了解谈话内容的方式。

（3）使用复述方法　当听觉障碍患者听不清楚某些语句时，有时会假装听懂来避免尴尬。因此，护士与其沟通时应注意患者的反应，尤其是一些关键的沟通，必要时可以通过请他复述来判断他是否明白护士讲的内容。例如，在核对患者的姓名、血型、用药及治疗护理配合时，应该使用让患者复述的方法来确认沟通效果，保障患者安全。

（三）与精神病患者沟通的技巧

精神疾病类患者往往生活在自己的世界里，和他们聊天要先掌握其病情和身体状况，护士应更加耐心、温和地与患者进行沟通，消除患者的敌意和疑虑，根据个体的差异"对症下药"。

1. 沟通环境的选择　尽量选择患者所熟悉的沟通场景，这样可以让患者有安全感，使患者放松。

2. 全身状况的评估　在与患者交流前，应通过病例和记录全面评估该患者的身心情况，沟通时应密切观察患者的行为举止、面部表情等，判断是否安全可控。

3. 使用恰当的语言　精神病患者比较猜忌，对周围的一切不信任，可能会对提问者抱有敌意，护士应平和细致地与患者进行沟通，用他能理解的语言交流，委婉地回答他们提出的问题，消除患者的疑虑。对于抑郁症患者通常应使用封闭式的提问，对幻觉幻想幻听患者不要立即批评说服和纠正反驳，要耐心地询问，倾听其表述，宽慰引导，切忌窃窃私语，避免引起患者的猜疑而突然暴躁，甚至出现攻击行为。

（四）与肿瘤患者沟通的技巧

刚得知诊断的肿瘤患者中，绝大多数存在焦虑和忧郁。一般当患者被告知病情后，其心理反应分五期：否认期、愤怒期、磋商期、沮丧期和接受期。因此，作为护理人员在为患者解释病情时也应根据肿瘤患者心理反应各期特点，科学地运用沟通的技巧性和艺术性使患者平静地度过以上五个阶段。

1. 否认期　不承认自己身患肿瘤，企图逃避现实，多表现为震惊、焦虑、心神不定，他们往往将自己与外界隔离开来，不愿与人交往，常常一个人独自呆坐。目的是逃避内心的痛苦。此阶段护士应认真、仔细地听患者诉说，使其感到被理解。可通过表情、眼神与其交流，来表达理解和爱，并以熟练的护理技术操作取得患者的信赖和配合。

2. 愤怒期　怨天尤人，常常迁怒于家属和照护者，责怪命运不公。多表现为痛苦、愤怒、怨恨等的情绪油然而起，"为什么是我，这太不公平了"。此阶段护士应让患者发泄愤怒，让患者充分表达感受，应用恰当方式如倾听、沉默和抚触等表达对患者的理解和关怀。

3. 协议期　承认已患绝症的现实，乞求治疗，延长生命。表现为希望症状缓解，认为做善事或许愿能扭转死亡的命运，有的患者则会对所做过的错事表示懊悔。此阶段护士应耐心倾听、诚恳交谈，通过交谈，及时了解患者真实想法和心愿，注意保护患者的隐私权和知情权，尽量满足患者的各种需求。

4. 抑郁期　已认识到治疗无望，面对死亡的到来非常痛苦，表现为绝望、悲伤、消沉，甚至可能发生自杀。此阶段护士应给予患者精神支持，鼓励家属陪伴身旁，多提供家属和患者沟通的机会。尽量照顾患者的自尊心，尊重他们的权利，减轻他们的焦虑和抑郁，叮嘱家属加强看护，预防意外的发生。

5. 接受期　接受事实，面对死亡，表现为稳定、平静、少言寡语。这时，患者的心理活动已经趋向平静，对死亡已有准备。此阶段护士应尊重患者，不要强迫与其交谈。言语沟通时语速要缓慢清晰，倾听时注视对方的眼睛，适度给予语言回应，必要时重复患者的语言，适当使用共情技术，尽量理解患者的情绪和感受，使其没有遗憾地离开人世。

目标检测

答案解析

一、选择题

1. 在与视觉障碍人士沟通时，下列做法正确的是（　　）

　A. 交谈结束，悄悄离开

　B. 与视障人士大声交谈

　C. 多人交谈时为表达亲切，随意交谈

　D. 结束交谈离开时，与视障患者道别

　E. 在交谈前不需自我介绍

2. 在为视觉障碍患者引路时，以下做法错误的是（　　）

　A. 护士在为有视觉障碍的患者引路时，需要先征得患者的同意

　B. 引路时，要让患者挽扶住护士的胳膊肘部，引领其自己行走

　C. 要注意有视觉障碍的患者的习惯，先询问其习惯挽扶的是左边还是右边

　D. 为有视觉障碍的患者开门要完全打开

　E. 为视觉障碍患者引路时遇到座椅，要将患者引导到座位前方，直接坐下

3. 在与听觉障碍人士沟通时，下列做法正确的是（　　）

　A. 在嘈杂的环境里大声沟通

　B. 在患者带好助听器的情况下，为确保沟通变得准确性，大声与患者交流

C. 考虑到保护患者自尊心，尽量减少书面沟通

D. 尽量减少交流时间

E. 在安静的环境中与听障患者沟通

4. 当精神疾病患者对表述不清的情况感到焦急时，护士应该（　　）

A. 不耐烦地打断

B. 不予理睬

C. 及时给予纠正

D. 安抚患者的情绪，并鼓励肯定患者

E. 与他人讨论

5. 护理操作的沟通艺术中，操作前最主要的是（　　）

A. 亲切　　　　　　　　B. 评估　　　　　　　　C. 解释

D. 核对　　　　　　　　E. 以上均是

6. 与特殊患儿进行沟通时，下列做法正确的是（　　）

A. 只与家长沟通　　　　B. 在交谈前不需自我介绍　　C. 主动与患儿沟通

D. 在交谈时多用医学术语　　E. 只与患儿沟通

7. 与患者交谈时正确的做法是（　　）

A. 尽量避免和患者眼神交流

B. 适当点头或轻声说是

C. 及时对患者谈话的内容做出是非判断

D. 尽量使用专业术语

E. 只听不说

二、思考题

1. 简述治疗性沟通的步骤。

2. 简述治疗性沟通的影响因素。

3. 护理操作中的沟通艺术分为哪几步？

实训八　护理工作中的沟通艺术

【目的】

1. 熟悉常用护理操作中的沟通艺术。

2. 综合应用礼仪和沟通技巧解决护理操作中的实际问题。

【学时】

2 学时。

【实施要点】

一、准备

（一）用物准备

治疗盘、病例夹、治疗车、鼻饲用具。

（二）环境准备

模拟居室护理礼仪与形体实训室。

（三）师生准备

1. 着装规范，符合护士仪表礼仪规范要求。

2. 熟悉护理沟通要求和技巧。

3. 角色扮演：根据案例情景进行角色扮演，护生分别扮演患者、家属、护士。

二、教师示教

（一）讲解示范

讲解为留置鼻饲管的患者鼻饲饮食工作礼仪的要求和礼仪内容，分别示范鼻饲液时的解释沟通和指导配合等文明言谈和服务礼仪。

（二）情景模拟

患者王某，男，69岁，因脑出血术后，神志清楚，吞咽功能障碍，鼻饲2500ml/d，护士小张遵医嘱为患者进行鼻饲混合奶200ml，在操作过程中应如何运用沟通技巧为患者做好服务工作。

1. 操作前解释　"王先生，您好！我是您的责任护士，我叫××。您能告诉我您的名字吗？（我能核对一下您的腕带信息吗？）谢谢您！王先生，由于您吞咽功能障碍，无法进食，为了保证您营养的摄入，需要为您留置鼻饲管，通过鼻饲管将鼻饲液注入胃内，这样能补充您的营养，有助于您身体的恢复，您看好不好？"

2. 操作中指导　"王先生，在留置鼻饲管的时候，您不用担心，全程大约2分钟，一会我还会将您的头部抬起，您的下颌要尽量贴近胸骨柄，这样可以增加您咽喉部的弧度，防止受阻呛咳；而且还需要您做吞咽口水的动作，您就这样配合我就好了。"

3. 操作后嘱咐　"王先生，鼻饲管已经为您留置成功了，您配合地很好！现在我为您鼻饲混合奶200ml，速度为每小时10～13ml。王先生鼻饲结束了，您每天要做好口腔护理，一日2次，避免口腔感染；在翻身和转头时要慢且轻柔，避免鼻饲管受到牵拉。"

三、学生回示

1. 将全班同学进行分组，每组5～6人。

2. 结合案例及临床实际，进行情景模拟，真实反应操作中的沟通技巧。

3. 分组讨论总结沟通中的优缺点，学生和老师共同参与评价，教师指导，学生互评。

四、师生讨论

1. 面对患者留置鼻饲管呛咳问题，护士应如何应对沟通？

2. 护士为留置鼻饲管患者做健康指导时应注意哪些沟通事项？

【注意事项】

1. 注意沟通中的礼貌用语。

2. 根据患者基本情况评估患者承受能力后给予恰当指导。

（刘凤梅）

书网融合……

重点小结　　微课　　习题

参考文献

［1］ 刘淑霞，王晓莉，李馨．护理礼仪与人际沟通［M］．2 版．北京：中国医药科技出版社，2018.

［2］ 刘淑霞．护理礼仪与人际沟通［M］．郑州：河南科学技术出版社，2014.

［3］ 王亚宁，洪玉兰．护理礼仪与人际沟通［M］．北京：中国医药科技出版社，2015.

［4］ 李辉，秦东华．护理礼仪［M］．北京：高等教育出版社，2015.

［5］ 苗晓琦．护理礼仪与人际沟通［M］．西安：第四军医大学出版社，2014.

［6］ 罗珊，杨天琼．护理美学与礼仪［M］．上海：上海交通大学出版社，2017.

［7］ 冯蕾，张杪．医护礼仪与修养［M］．北京：学苑出版社，2016.

［8］ 彭小燕，张晓霞，王涛．护理礼仪与人际沟通［M］．北京：科学技术文献出版社，2016.

［9］ 王宇，高元杰．护理礼仪与人际沟通［M］．北京：人民卫生出版社，2021.

［10］ 李功迎．医患行为与医患沟通技巧［M］．北京：人民卫生出版社，2017.

［11］ 耿洁，吴彬．护理礼仪［M］．北京：人民卫生出版社，2015.

［12］ 赵爱平，单伟颖．护理礼仪与人际沟通［M］．北京：北京大学医学出版社，2017.

［13］ 李宗花．护理礼仪与人际沟通［M］．2 版．北京：人民卫生出版社，2016.